基础护理学实训学习指导

JICHU HULIXUE SHIXUN XUEXI ZHIDAO

（第二版）

主　编　隋国辉　蔡山彤

副主编　梅超南　曾　莲　陈永清　高　强

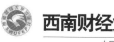

西南财经大学出版社

中国·成都

图书在版编目（CIP）数据

基础护理学实训学习指导/隋国辉,蔡山彤主编；
梅超南等副主编.--2 版.--成都:西南财经大学
出版社,2024.8. --ISBN 978-7-5504-6317-2

Ⅰ. R47

中国国家版本馆 CIP 数据核字第 202455VN25 号

基础护理学实训学习指导（第二版）

主　编　隋国辉　蔡山彤

副主编　梅超南　曾　莲　陈永清　高　强

策划编辑:李特军

责任编辑:李特军

责任校对:杨婧颖

封面设计:杨红鹰　张姗姗

责任印制:朱曼丽

出版发行	西南财经大学出版社(四川省成都市光华村街 55 号)
网　　址	http://cbs.swufe.edu.cn
电子邮件	bookcj@ swufe.edu.cn
邮政编码	610074
电　　话	028-87353785
照　　排	四川胜翔数码印务设计有限公司
印　　刷	郫县犀浦印刷厂
成品尺寸	185 mm×260 mm
印　　张	12.625
字　　数	271 千字
版　　次	2024 年 8 月第 2 版
印　　次	2024 年 8 月第 1 次印刷
印　　数	1— 3000 册
书　　号	ISBN 978-7-5504-6317-2
定　　价	28.00 元

基础护理学实训学习指导
编 委 会

主 编　隋国辉　蔡山彤

副主编　梅超南　陈永清　曾　莲　高　强

编 委　（以姓氏笔画顺序排序）

　　　　马孟言　沈春玉　胡　静　董　莉

第二版前言

DIERBAN QIANYAN

　　在当今快速发展的医疗领域，护理学作为一门应用性与实践性并重的学科，其重要性日益凸显。对护理学专业学生进行护理技能培训是教学过程的一个重要组成部分，是连接理论与实践的桥梁，是护理人员专业素养的直接体现。为更好地适应临床需求，紧跟医学发展的步伐，我们致力于培养一批热爱护理事业、具备良好职业素养、扎实专业知识和扎实实践技能，适应各级医疗卫生单位和养老机构的临床护理、社区护理、老年护理及卫生保健等工作的专业技能型人才。我们对《基础护理学实训指导手册》进行了全面的更新与修订，旨在为护理学专业的学生提供一本系统、全面、实用的实训指导教材。

　　本书共分为两大部分，内容全面、结构清晰。

　　第一部分精心挑选了护理人员必须掌握的 28 项核心护理技能操作，每一项操作都经过精心设计，以确保读者能够系统、全面地学习和掌握。第一部分在本次更新中，新增了情景导入、教学目标、健康指导等内容。在临床案例背景的导入下，学生将被带入真实的护理场景，感受护理工作的挑战与魅力。随后，明确的教学目标将指引学习方向，实训步骤则详细阐述了每项技能的具体操作流程。健康指导部分则强调了护理工作中的患者教育与健康促进，使护理实践更加全面和人性化。注意事项则确保了技能的规范执行与安全实践。

　　第二部分则是对第一部分 28 项核心护理技能操作的评分标准，旨在帮助学生自我评估技能掌握情况，明确提升方向。这一部分的设置，不仅有助于学生在实训中自我检验，也为教师提供了客观、公正的评价依据。

　　本书由主编隋国辉与蔡山彤总撰，从宏观上把控全书的架构与风格，并共同撰写了实训一、二、三、十九及对应的评分标准；副主编梅超南与陈永清共同编写了实训四、五、十三、十四、十五及对应的评分标准；副主编曾莲、高强负责编写实训六、十六、十七、十八、二十、二十三、二十八及对应的评分评分标准；编委沈春玉撰写了实训七、八、九、十、十一、十二、二十六及对应的评分标准；编委马孟言撰写了实训二十一、二十二及对应的评分标准；编委胡静和董莉撰写实训十九、二十四、二十五、二十七及对应的评分标准。

我们相信，通过本书的学习，将能提高学生的岗位能力和职业素养，为其未来的职业生涯奠定坚实基础。在修订过程中，我们深知护理工作的复杂性与挑战性，因此力求使本书内容更加贴近临床实际，反映护理学的最新发展。但限于编写能力和时间，书中难免有遗漏和不足，恳请使用本教材的读者给予批评指正。

编者

2024 年 6 月

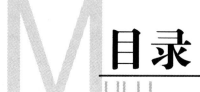

目录

第一部分　实训指导

第二部分　评分标准

第一部分

实训指导

实训一　铺备用床法

【情景导入】

患者，男性，60 岁，因"咳嗽伴发热 3 天，原因待查"于昨日入院，体温（T）36.5 ℃，脉搏（P）96 次/分，呼吸（R）20 次/分，血压（BP）140/84 mmHg。今日上午 7:30 患者外出检查，未在病房。护士为患者做晨间护理时，发现床单元有污渍，为保持床单元的干净、整洁、美观，以及方便患者回病室后上床休息，护士现为其更换床单元，并整理为暂空床。

【教学目标】

- 掌握铺备用床所需用物的叠放方法、放置技巧、铺备用床的方法。
- 熟悉床单元所包含的固定设备及注意事项。
- 了解备用床的应用情景。
- 具备应用铺床法为新入院患者准备安全、整洁、舒适的床单元的能力。
- 能正确运用人体力学原理来减轻护士工作中体力的消耗，提高工作效率。
- 培养学生以患者为中心的服务理念，为患者提供优质护理服务。

【实训步骤】

一、知识回顾

铺备用床的目的：保持病室整洁，准备接收新患者。

二、操作步骤

1. 准备

（1）护士准备：衣帽整洁，修剪指甲，洗手，戴口罩。

（2）环境准备：安静整洁、光线充足、通风良好，病室内无患者进行治疗或进餐。

（3）用物准备见表 1-1。

表 1-1　用物准备

用物	数量	用物	数量
治疗车	1 辆	枕套	1 个
多功能床	1 张	床旁桌	1 张

表1-1（续）

用物	数量	用物	数量
床垫	1张	床旁椅	1把
床褥	1个	床刷	1个
棉胎	1个	床刷套	1包
枕芯	1个	医疗垃圾桶	1个
大单	1个	生活垃圾桶	1个
被套	1个	口罩	1个

（4）床褥、大单、被套、棉胎的具体叠法如下（以床头方向为基准）：

①床褥：从床尾拉起，呈S形三折至床头，先从近侧（即靠近操作者的一侧）折向对侧。

②大单（横折法）：两人各持大单的长边，对折2次，始终保持大单的横中线在操作者右手上；再各持短边，对齐中线后对折。（口诀：中线在右手上，横折对齐）

③被套：封口端向床头，开口端向床尾，朝封口端对折2次，始终保持封口端在最下层；两人各持短边，对齐中线后对折。（口诀：封口端在最下层，对折中线齐）

④棉胎：将近侧1/3棉胎折向对侧，压于对侧1/3棉胎之下（近侧在下，对侧在上），从床头拉起，呈S形三折至床尾。

2. 放置用物

铺床用物按操作顺序，自下而上将枕芯、枕套、棉胎、被套、大单、床褥放于治疗车上，推至患者床旁。有脚轮的床，固定脚轮闸，必要时调整床的高度。

3. 移开床旁桌、床旁椅

移开床旁桌，距离床20 cm左右；移开床旁椅放于床尾正中，将铺床用物放于床旁椅上。

4. 检查床垫

检查床垫或根据需要翻转床垫。

5. 铺床褥

将床褥齐平床头，整边对齐床纵中线放于床垫对侧，由对侧向近侧打开，再由三折处下拉至床尾，铺平床褥。

6. 铺大单

（1）站于床头右侧，将大单的整边、须边分别对齐床面纵、横中线，依次打开大单。

（2）铺近侧床头角：远离床头的手托起床垫一角，靠近床头的手伸过床头中线，将大单折入床垫下，并交于托床垫的手，靠近床头的手扶住床角，将床垫放平。

（3）做角：用远离床头的手将距床头 30 cm 处大单边缘提起，使大单侧看呈等边三角形；以床沿为界将三角形分为上下两个部分，先将上半部分置于床上，下半部分平整塞于床垫下，再捏住上半部分距离三角形顶点 3~5 cm 处向下拉，并由顶点依次向后平整塞于床垫下。

（4）将大单拉至床尾，同步骤（2）~（3）铺床尾角。

（5）移至床中间处，两手下拉大单中部边缘，塞于床垫下。

（6）转至床对侧，同法铺对侧大单。

7. 铺棉被

（1）将被套整边对齐床纵中线，须边（有系带一侧）距离床头 15 cm，放于近侧大单上。

（2）依次打开被套，将被套尾部开口端打开至 1/3 处。

（3）将棉胎放于被套尾端开口处，棉胎底边与被套开口缘平齐，拉棉胎上缘中部至被头中部，先充实近侧棉胎角，再充实对侧棉胎角，展开棉胎，平铺于被套内。

（4）移至床尾中间处，将棉胎朝两侧展平；依次将被套下层、棉胎、被套上层展平。

（5）系好被套尾端处系带。

（6）折被筒：移至床左侧，平齐床缘内折棉被上半部分，再内折棉被下半部分，将棉被尾端反折与床尾平齐；同法折对侧棉被。

8. 套枕套

在治疗车或床尾椅上套枕套，充实枕头四角，整理枕头，并将枕头横放于床头。注意枕套开口处应背门。

9. 收尾

移回床旁桌、床旁椅。整理用物、洗手。

【注意事项】

1. 符合病床实用、耐用、舒适、安全的原则。

2. 大单中缝与床中线对齐，四角平整、扎紧。

3. 被头充实，被子平整、两边内折对称。

4. 枕头平整、充实，开口背门。

5. 注意节时、省力。

6. 病室环境及患者床单元整洁、美观。

【图示】

铺备用床的用物准备如图 1-1 所示，备用床的折角分别如图 1-2 和图 1-3 所示，备用床如图 1-4 所示。

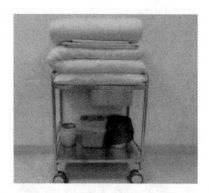

图 1-1　铺备用床的用物准备

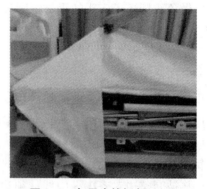

图 1-2　备用床的折角（一）

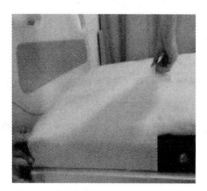

图 1-3　备用床的折角（二）

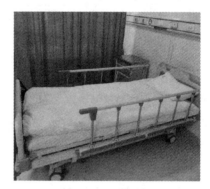

图 1-4　备用床

实训二 铺暂空床法

【情景导入】

患者，男性，60岁，因"咳嗽伴发热3天，原因待查"于昨日入院，体温（T）36.5℃，脉搏（P）96次/分，呼吸（R）20次/分，血压（BP）140/84 mmHg。今日上午7:30患者外出检查，未在病房。护士为患者做晨间护理时，发现床单元有污渍，为保持床单元的干净、整洁、美观，以及方便患者回病室后上床休息，护士现为其更换床单元，并整理为暂空床。

【教学目标】

- 掌握滚筒式被套法、暂空床的铺法。
- 熟悉暂空床与备用床的区别及注意事项。
- 了解暂空床的应用场景。
- 具备为暂时离床患者准备安全、整洁、舒适床单元的能力。
- 能正确运用人体力学原理来减轻护士工作中体力的消耗，提高工作效率。
- 培养学生以患者为中心的服务理念，为患者提供优质护理服务。

【实训步骤】

一、知识回顾

1. 铺暂空床的目的

（1）供新入院患者或暂时离床患者使用。

（2）保持病室整洁。

二、操作步骤

1. 评估、解释

（1）评估：患者是否可以暂时离床活动或外出检查。

（2）解释：向暂时离床活动或外出检查的患者及家属解释操作目的。

2. 准备

（1）护士准备：衣帽整洁，修剪指甲，洗手，戴口罩。

（2）环境准备：安静整洁、光线充足、通风良好，病室内无患者进行治疗或进餐。

（3）用物准备见表2-1。

表 2-1　用物准备

用物	数量	用物	数量
治疗车	1 辆	枕套	1 个
多功能床	1 张	床旁桌	1 张
床垫	1 个	床旁椅	1 把
床褥	1 个	床刷	1 个
棉胎	1 个	床刷套	1 包
枕芯	1 个	医疗垃圾桶	1 个
大单	1 个	生活垃圾桶	1 个
被套	1 个	口罩	1 个

（4）床褥、大单、被套、棉胎的具体叠法如下（以床头方向为基准）：

①床褥：从床尾拉起，呈 S 形三折至床头，先从近侧折向对侧。

②大单（竖折法）：两人各持大单的短边，对折 2 次，始终保持大单的纵中线在左手上；再由床尾交向床头、床头交向床尾。

③被套：内面朝外，封口端向床头，开口端向床尾，朝封口端对折 2 次，始终保持封口端在最下层；两人各持短边，对齐中线后对折。（口诀：封口端在最下层，对折中线齐）

④棉胎：两人各持棉胎的长边，朝床头端对折 2 次，始终保持床头端在最下层；两人各持短边，对齐中线后对折。

3. 放置用物

铺床用物按操作顺序，自下而上将枕芯、枕套、棉胎、被套、大单、床褥放于治疗车上，推至患者床旁。有脚轮的床，固定脚轮闸，必要时调整床的高度。

4. 移开床旁桌、床旁椅

移开床旁桌，距离床 20 cm 左右；移开床旁椅放于床尾正中处，将铺床用物放于床旁椅上。

5. 检查床垫

检查床垫或根据需要翻转床垫。

6. 铺床褥

将床褥须边齐平床头，整边对齐床纵中线放于床垫对侧，由对侧向近侧打开，再由三折处下拉至床尾，铺平床褥。

7. 铺大单

（1）站于床头右侧，须边对齐纵中线，半整边（下层是整边，上层是须边）对齐横中线，先床头再床尾依次打开。

（2）将近侧大单下拉展平，再将对侧大单越过纵中线开口朝外放于床垫上。

（3）铺近侧床头角：远离床头的手托起床垫一角，靠近床头的手伸过床头中线，将大单折入床垫下，并交于托床垫的手，靠近床头的手扶住床角，将床垫放平。

（4）做角：用远离床头的手将距床头30 cm处大单边缘提起，使大单侧看呈等边三角形；以床沿为界将三角形分为上下两个部分，先将上半部分置于床上，下半部分平整塞于床垫下，再捏住上半部分距离三角形顶点3~5 cm处向下拉，并由顶点依次向后平整塞于床垫下。

（5）移至床尾，同步骤（2）~（4）铺床尾角。

（6）移至床中间处，两手下拉大单中部边缘，塞于床垫下。

（7）转至床对侧，同法铺对侧大单。

8. 铺棉被

（1）将被套整边对齐床纵中线，须边（有系带一侧）距离床头15 cm，放于近侧大单，依次打开。

（2）将棉胎须边平齐被套头端，整边对齐床面纵中线，放于近侧，依次展平铺于被套上。

（3）先将棉被近侧、对侧床头角向内折叠成小三角形状，再将被套与棉胎一并自床头卷向床尾。

（4）找到被套开口端，将被套翻转至正面，并自床尾向床头展平。

（5）依次将近侧、对侧床头角拉出使其充实，移至床尾将被套下层、棉胎、被套上层展平，系好被套尾端开口处系带。

（6）折被筒：移至左侧床头，平齐床缘内折棉被上半部分，再内折棉被下半部分，将棉被尾端反折与床尾平齐；移至右侧床头，同法折被筒。

（7）将被子上端内折，然后扇形三折于床尾，并使之齐平。

9. 套枕套

在治疗车或床尾椅上套枕套，充实枕头四角，整理枕头，并将枕头横放于床头。注意枕套开口处应背门。

10. 收尾

移回床旁桌、床旁椅。整理用物、洗手。

【注意事项】

1. 同备用床注意事项1~6。

2. 方便患者上、下床。

【图示】

铺暂空床的用物准备如图 2-1 所示，滚筒式棉被做角如图 2-2 所示，滚筒式套被套如图 2-3 所示，暂空床如图 2-4 所示。

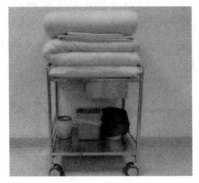

图 2-1　铺暂空床的用物准备

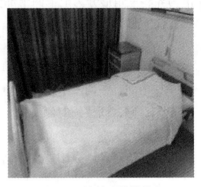

图 2-2　滚筒式棉被做角

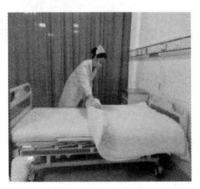

图 2-3　滚筒式套被套

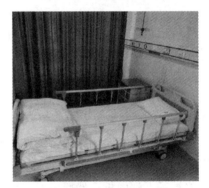

图 2-4　暂空床

实训三 铺麻醉床法

【情景导入】

患者，女性，50 岁，因"体检发现肝脏占位 8 月"入院治疗。查体见腹部外形无异常，腹壁柔软，右上腹轻压痛，无反跳痛，肝脏肋下 5 cm 可触及，脾肋下未触及，未触及腹部包块，移动性浊音阴性，肠鸣音正常。上腹部 CT 显示肝右前叶上段见异常结节影，扩散加权成像（DWI）呈高信号，T2 加权成像（T2WI）呈低信号伴其内混杂小片稍高信号，增强后病灶明显不均匀强化，延迟期病灶信号低于肝实质，肝脏表面欠光滑，各叶比例失调，肝内血管显示清楚，肝内胆管无扩张。诊断：原发性肝癌。患者完成相关检查后，拟于今日在全麻后行"右肝部分切除术+膈肌修补术+胆囊切除术"。现患者已接入手术室，护士为患者准备麻醉床。

【教学目标】

- 掌握麻醉床的铺法。
- 熟悉备用床、暂空床、麻醉床的区别及铺床过程中的注意事项。
- 了解麻醉护理盘内用物准备及麻醉床的适用场景。
- 具备为麻醉手术后患者准备舒适、整洁的床单元的能力。
- 能正确运用人体力学原理来减轻护士工作体力的消耗，提高工作效率。
- 培养学生以患者为中心的服务理念，为患者提供优质护理服务。

【实训步骤】

一、知识回顾

1. 铺麻醉床的目的

（1）便于接收和护理麻醉手术后的患者。

（2）使患者安全、舒适，预防并发症。

（3）避免床上用物被污染，便于更换。

二、操作步骤

1. 评估

评估：患者的诊断、病情、手术和麻醉方式，术后需要的抢救或治疗物品等。

2. 准备

（1）护士准备：衣帽整洁，修剪指甲，洗手，戴口罩。

（2）环境准备：安静整洁、光线充足、通风良好，病室内无患者进行治疗或进餐。

（3）用物准备见表 3-1。

表 3-1　用物准备

用物	数量	用物	数量
治疗车	1辆	口咽通气管	1个
床旁桌	1张	治疗碗	1个
床旁椅	1把	鼻氧管	1根
多功能床	1张	吸痰管	若干
床垫	1个	棉签	1包
床褥	1个	压舌板	1个
棉胎	1个	平镊	1把
枕芯	1个	纱布	1包
大单	1个	手电筒	1个
橡胶单	2张	血压计	1个
中单	2张	弯盘	1个
被套	1个	胶布	1卷
枕套	1个	听诊器	1个
治疗盘	1个	医疗垃圾桶	1个
治疗巾（布）	1张	生活垃圾桶	1个
开口器	1个	口罩	1个
舌钳	1把		

（4）橡胶单、中单的叠法如下（以床头方向为基准），其余用物的叠法同备用床：

①橡胶单：操作者持橡胶单短边，由对侧向近侧对折，再由近侧折向对侧；床中部和床头的橡胶单向床头方向对折 2 次，床尾部橡胶单向床尾方向对折 2 次。

②中单：叠法同橡胶单。

3. 放置用物

将铺床用物按操作顺序，自下而上将枕芯、枕套、棉胎、被套、中单、橡胶单、大单、床褥摆放于治疗车上，推至患者床旁，固定治疗车脚轮闸。有脚轮的床，固定脚轮闸，必要时调整床的高度。

4. 移开床旁桌、床旁椅

移开床旁桌，距离床 20 cm 左右。移开床旁椅放于床尾正中，将铺床用物放于床旁椅上。

5. 检查床垫

检查床垫或根据需要翻转床垫。

6. 铺床褥

将床褥须边齐平床头，整边对齐床纵中线放于床垫对侧，由对侧向近侧打开，再由三折处下拉至床尾，铺平床褥。

7. 铺大单、橡胶单、中单

（1）同铺备用床大单步骤（1）～（5），铺好近侧大单。

（2）铺中部橡胶单：将橡胶单开口距离床头 45～50 cm，须边平齐床纵中线，依次展开；先将近侧橡胶单塞于床垫下，再将对侧橡胶单越过中线三折于对侧，开口朝外。

（3）铺中部中单：中单开口覆盖橡胶单，须边平齐床纵中线，依次展开；先将近侧中单塞于床垫下，再将对侧中单越过中线三折于对侧，开口朝外（开口勿覆盖橡胶单）。

（4）铺床头橡胶单：橡胶单开口平齐床头，须边平齐床纵中线，朝床尾方向依次展开，其下缘压在床中部中单上；先展开近侧橡胶单，塞于床垫下，再将对侧橡胶单越过中线三折于对侧，开口朝外。

（5）铺床头中单：中单开口覆盖橡胶单，平齐床头放置，须边平齐床纵中线，朝床尾方向依次展开；先展开近侧中单，塞于床垫下，再将对侧中单越过中线三折于对侧，开口朝外（开口勿覆盖橡胶单）。

（6）移至对侧，同法铺好大单、中部橡胶单、中部中单、床头橡胶单、床头中单。

8. 铺棉被

（1）～（5）同铺备用床或暂空床步骤。

（6）折被筒：移至床左侧，平齐床缘内折棉被上半部分，再内折棉被下半部分，将棉被尾端向上反折 25 cm；同法折对侧棉被。

9. 将被子三折叠于背门一侧。

10. 套枕套

于治疗车或床尾椅上套枕套，充实枕头四角，整理枕头，横立于床头，开口背门。

11. 收尾

移回床旁桌、床旁椅。整理用物、洗手。备好吸痰装置和给氧装置，将麻醉护理盘放置于床旁桌上。

麻醉护理盘包括以下物品：开口器、舌钳、口咽通气管、治疗碗、氧导管、吸痰管、棉签、压舌板、平镊、纱布、电筒、血压计、听诊器、弯盘、胶布等。

【注意事项】

1. 同备用床。
2. 保证护理术后患者的用物齐全，使患者能及时得到抢救和护理。

【健康指导】

向陪伴家属说明患者去枕平卧的方法、时间及注意事项。

【图示】

铺麻醉床的用物准备如图 3-1 所示，铺橡胶单如图 3-2 所示，铺床中部中单如图 3-3 所示，麻醉床如图 3-4 所示。

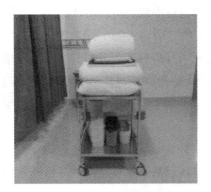

图 3-1　铺麻醉床的用物准备

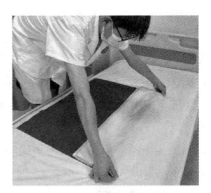

图 3-2　铺橡胶单

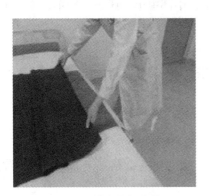

图 3-3　铺床中部中单

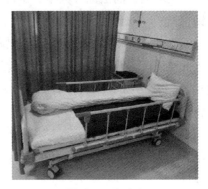

图 3-4　麻醉床

实训四　无菌技术（基本隔离技术）

【情景导入】

患者，男性，65岁，因"脑梗塞后遗症、帕金森综合征"入院接受治疗。入院时，患者右侧髋部皮肤存在一处 0.5 cm×1 cm Ⅲ 期压力性损伤。护士遵医嘱予以 0.9% 生理盐水清洁伤口，现开始准备相关用物。

【教学目标】

● 掌握常用的无菌技术（无菌持物钳的使用、无菌容器的使用、无菌包打包、铺无菌治疗盘、倾倒无菌溶液、穿脱无菌手套）。

● 熟悉无菌技术操作原则及注意事项。

● 了解无菌技术与医院感染的关系。

● 具备遵循无菌技术操作原则，完成无菌技术基本操作的能力。

● 能遵守预防与控制医院感染的相关法律法规、行业标准和操作规范。

【实训步骤】

一、知识回顾

1. 无菌操作的原则

（1）进行无菌操作时，应首先明确无菌区和非无菌区。

（2）进行无菌操作时，应面向无菌区，但不可使工作服接触到无菌物品、无菌操作台面。

（3）取用无菌物品时应使用无菌持物钳。

（4）无菌物品一经取出，即使未使用，也不得放回无菌容器内。

（5）手臂应保持在腰部或治疗台面以上，不可跨越无菌区；手不可直接接触无菌物品。

（6）避免面对无菌区谈笑、咳嗽、打喷嚏。物品疑有或已被污染，即不可使用，应进行更换并重新进行灭菌。

（7）一套无菌物品只能供一位患者使用一次，以防止发生交叉感染。

（8）操作过程中遵循就近原则。

2. 无菌操作的目的

（1）保持无菌物品及无菌区域不被污染，使已灭菌的物品保持无菌状态。

（2）防止一切微生物侵入人体或交叉感染。

二、操作步骤

1. 评估、解释

（1）评估：患者的病情、意识状态、自理能力及合作程度。

（2）解释：向患者解释操作的目的、方法、注意事项及配合要点。

2. 准备

（1）护士准备：衣帽整洁、规范；修剪指甲，戴口罩。

（2）环境准备：操作前30分钟停止清扫；操作台清洁、干燥、平坦；每日紫外线消毒1次。

（3）用物准备见表4-1。

表4-1　用物准备

用物	数量	用物	数量
无菌持物钳	1把	0.5%碘伏消毒液	1瓶
泡镊筒	1个	无菌纱布	2块
治疗巾（布）	2张	标签贴	若干
无菌包布	2张	外科手套	1副
化学指示卡	2张	免洗手消毒液	1瓶
化学指示胶带	1卷	开瓶器	1个
小号治疗碗	1个	弯盘	1个
中号无菌罐	1个	医疗垃圾桶	1个
治疗盘	1个	生活垃圾桶	1个
棉签	1包	锐器桶	1个
0.9%生理盐水 500 ml	1瓶	口罩	1个

（4）无菌治疗巾叠法、无菌治疗巾包与无菌治疗碗包的打包方法：

①无菌治疗巾叠法（横折法）：沿长边左朝右对折，近侧朝对侧对折，再左朝右对折。

②无菌治疗巾包：无菌治疗巾包布系带朝对侧，将无菌治疗巾（2张）放于无菌包布中心处，放置化学指示卡于两块无菌治疗巾之间；用包布近侧角覆盖物品，再将包布左右两侧角覆盖物品并将角尖向外翻折（便于开包），最后用系带以"十字缠绕法"系好，贴上标签，注明物品名称及灭菌日期，粘贴化学指示胶带。

③无菌治疗碗包：包扎方法与无菌治疗碗包相似，但需注意将无菌治疗碗稳妥放置于

无菌布中心，其余步骤同无菌治疗巾包。

3. 打开无菌治疗巾包

（1）检查无菌治疗巾包的名称、灭菌日期，查看化学指示胶带颜色是否变色，检查无菌治疗巾包有无破损或潮湿。

（2）使无菌治疗巾包的角朝向自己，一手解开治疗巾包系带（多余系带缠绕在手上），另一手托住治疗巾包在手中翻转一圈，将无菌治疗巾包放在清洁、干燥、平坦的台面上；多余系带缠绕后放在包布下。

（3）逐层打开左右角包布（手不可触及包布内面，不可跨越无菌区），包布不可触碰到周围物品。

4. 使用无菌持物钳夹取无菌治疗巾

（1）检查无菌泡镊筒灭菌日期、化学指示胶带有无变色，检查有效期（湿式保存普通病房为 72 小时；手术室、门诊换药室、注射室等使用频率较高的部门为 24 小时；干式保存为 4 小时）。

（2）打开无菌泡镊筒盖，手持无菌持物钳柄，闭合钳端，将钳移至泡镊筒中央，垂直取出，关闭筒盖。保持抬肘垂腕姿势，使钳端垂直朝下，在腰部以上、肩部以下视线范围内活动，不可倒转向上。

（3）用一手揭开无菌治疗巾包布近侧角，用另一只手使用无菌持物钳，夹取化学指示卡，检查是否变色，夹取一张无菌治疗巾的整边，将近侧角包布按原折痕放下，后退一步，将夹取出的无菌治疗巾放于治疗盘内。

（4）用后闭合钳端，打开泡镊筒盖，垂直放回，打开钳端，关闭容器盖。

5. 关闭无菌治疗巾包

（1）将未用完的无菌治疗巾包按原折痕包好（所有角应完全覆盖包内物品，手不可触及无菌巾内面），并用"一字缠绕法"系好。

（2）标明开包日期，剩余无菌治疗巾有效期为 24 小时。

6. 铺无菌治疗盘

双手捏住无菌巾外面两个整角，轻轻抖开，双折平铺于治疗盘上，将上层呈扇形三折于对侧，开口向外（手臂不可跨越无菌区域）。

7. 打开无菌治疗碗包

（1）检查无菌治疗碗包的名称、灭菌日期，查看化学指示胶带颜色是否变色，检查无菌治疗碗包有无破损或潮湿。

（2）使无菌治疗碗包的角朝向自己，一手解开治疗巾包系带（多余系带缠绕在手上），另一手托住治疗碗包在手中翻转；逐层打开包布（手不可触及包布内面）。

（3）自包布外侧捏住四角并裹住持无菌治疗碗的手，将治疗碗以最短距离投放在无菌治疗盘内。

8. 自无菌罐内夹取纱布

（1）检查无菌罐的灭菌日期、化学指示胶带是否变色、有效期（开启后 24 小时）。

（2）打开无菌罐盖，平移，内面朝上翻转置于稳妥处或拿在手中。

（3）在遵循无菌持物钳使用方法的基础上，用无菌持物钳从无菌罐中夹取纱布并盖回容器盖，将纱布放于无菌治疗盘内，再将无菌持物钳放回无菌泡镊筒内。

（4）盖严无菌容器盖，避免罐内剩余无菌物品在空气中暴露太久被污染，放回原处。

9. 倒取无菌溶液

（1）核对无菌溶液的名称、剂量、浓度、有效期，检查瓶盖有无松动、瓶身有无裂痕，倒置对光检查溶液有无沉淀、浑浊或变色等。

（2）去除外盖，再用启瓶器撬开铝盖，检查无菌棉签（开启后有效期为 24 小时）是否在有效期内，用无菌棉签蘸取 0.5% 的碘伏消毒液自瓶口中心向外螺旋式消毒待干，同法消毒两次。（棉签蘸取的消毒液量不超过 2/3，蘸取消毒液后的棉签不能触碰消毒液瓶口，且始终保持头朝下。）

（3）一只手打开瓶盖，呈 45° 拿在手中（手不可触及瓶口及瓶塞内面），另一只手持溶液瓶，瓶签朝向掌心，在弯盘上方沿同一方向旋转倒出少量溶液冲洗瓶口（高度应适宜，瓶口不可触及弯盘，也不可使溶液飞溅）。

（4）移至无菌治疗盘前，以最短距离由瓶口冲洗处倒出溶液至无菌治疗碗中。

（5）盖回瓶盖，消毒瓶塞至瓶颈，待干；同法消毒两次，标明无菌溶液有效期（剩余溶液有效期为 24 小时，只做清洁操作使用）。

10. 关闭无菌治疗盘

（1）双手捏住扇形折叠层治疗巾外面，遮盖于物品上，对齐上下层边缘。

（2）将开口处向上反折 2 次，再将左右两侧边缘分别向下内折 1 次（不得跨越无菌区），露出治疗盘边缘。

（3）标明无菌治疗盘日期、时间并签名（铺好的无菌治疗盘有效期为 4 小时）。

11. 携无菌治疗盘至患者床旁

携外科手套，持无菌治疗盘（手不可触碰内侧边缘），至患者床旁。

12. 打开无菌治疗盘

洗手，依次打开左右反折部分以及上层，捏住近侧上层两角外侧，将上层呈扇形三折于对侧，开口向外（手臂不可跨越无菌区域）。

13. 戴手套

（1）洗手，检查手套规格、有效日期，包装密封性。

（2）将手套袋置于清洁、干燥、平坦的台面上打开。

（3）分次取、戴法。

①一手掀开手套内袋开口处，另一手捏住一只手套的反折部分（手套内面）取出手

套，对准五指戴上。

②未戴手套的手掀起另一只内袋，再用戴好手套的手插入另一只手套的外面，取出手套，同法戴好。

③将戴好的手套的翻边扣套在工作服衣袖外面，同法扣套好另一只手套。

（4）一次性取、戴法。

①两手同时掀开手套内袋开口处，同时捏住两只手套的反折部分，取出手套。

②将两手套五指对准，先戴一只手，再以戴好手套的手指插入另一只手套的外面，同法戴好。

③戴好的手套的翻边扣套在工作服衣袖外面，同法扣套好另一只手套。

14. 检查调整

双手对合交叉检查是否漏气，并调整手套位置；为患者进行压力性损伤部位的皮肤清洁操作。

15. 脱手套

操作完毕，用戴着手套的手捏住另一手套腕部外面，翻转脱下；再将脱下手套的手的大拇指伸入另一手套内，扣住内面边缘将手套向下翻转脱下。使污染面全部被包裹，丢入医疗垃圾桶。

16. 处理

按要求整理用物并处理。洗手，脱口罩。

【健康指导】

1. 保持皮肤清洁，避免局部不良刺激。

2. 避免用力按摩或用力擦洗易患部位皮肤，防止造成皮肤损伤。

3. 摆放体位时避免骨隆突处直接受压。

4. 提供高蛋白、高维生素饮食，增强组织修复能力，促进创面愈合。

5. 经常翻身、变换体位，一般每 2 小时翻身一次，必要时 30 分钟翻身一次。

【注意事项】

1. 使用无菌持物钳过程中，始终保持钳端向下，不可触及非无菌区；取、放无菌持物钳时应先闭合钳端，不可触及容器口边缘；就地使用，到距离较远处取物时，应将持物钳和容器一起移至操作处。

2. 不可用无菌持物钳夹取油纱布，防止油黏于钳端而影响消毒效果；不可用无菌持物钳换药或消毒皮肤，以防被污染。

3. 无菌持物钳如为湿式保存，还应注意：消毒液面需浸没持物钳轴节以上 2~3 cm 或镊子长度的 1/2；无菌持物钳及其浸泡容器每周清洁、消毒 2 次，同时更换消毒液；使用频率较高的部门应每天清洁、灭菌（如门诊换药室、注射室、手术室等）；放入无菌持物钳时需松开轴节以利于钳与消毒液充分接触。

4. 移动无菌容器时，应托住底部，手指不可触及无菌容器的内面及边缘。

5. 从无菌容器内取出的物品，即使未用，也不可再放回无菌容器中。

6. 打开无菌包时手只能接触包布四角的外面，不可触及包布内面及无菌物品，不可跨越无菌区。

7. 不可将物品伸入无菌溶液内蘸取溶液；倾倒无菌溶液时不可直接接触无菌溶液瓶口。

8. 已倒出的溶液即使未用，也不可再倒回瓶内，以免污染剩余溶液。

9. 戴手套时手套外面（无菌面）不可触及任何非无菌物品；已戴手套的手不可触及未戴手套的手及另一手套的内面；未戴手套的手不可触及手套的外面。

10. 戴手套后双手应始终保持在腰部或操作台面以上视线范围内的水平；如发现有破损或可疑污染应立即更换。

11. 脱手套时避免强拉，应翻转脱下，手套外面（污染面）在内，注意勿使手套外面（污染面）接触到皮肤，脱手套后应洗手。

12. 诊疗、护理不同患者之间应更换手套；一次性手套应一次性使用；戴手套不能替代洗手，必要时进行手消毒。

【图示】

无菌技术操作的用物准备如图4-1所示，取放无菌持物钳如图4-2所示，夹取无菌治疗巾如图4-3所示，投放无菌治疗碗如图4-4所示，铺无菌治疗盘如图4-5所示，打开无菌容器盖如图4-6所示，取用一次性无菌手套如图4-7所示，戴无菌手套如图4-8所示。

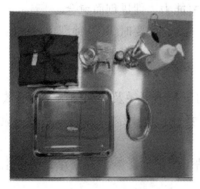

图4-1　无菌技术操作的用物准备

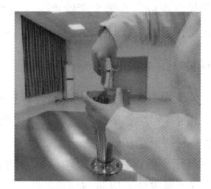

图4-2　取放无菌持物钳

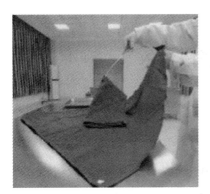

图 4-3　夹取无菌治疗巾

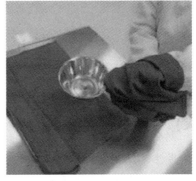

图 4-4　投放无菌治疗碗

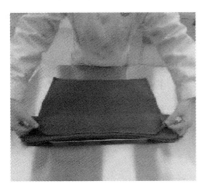

图 4-5　铺无菌治疗盘

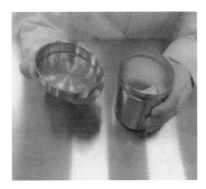

图 4-6　打开无菌容器盖

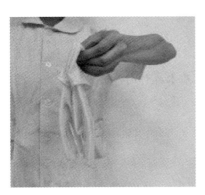

图 4-7　取用一次性无菌手套

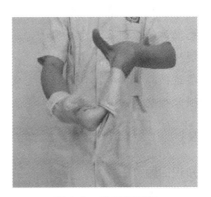

图 4-8　戴无菌手套

实训五　穿脱隔离衣

【情景导入】

　　患者，男性，83岁，因"反复咳嗽、咳痰10余年，气紧4年多，症状加重1天"由急诊收治入院。入院前1天出现恶心，干呕，伴有疲乏无力、心累、气紧加重及喘息不适等症状来院就诊。经诊断为"慢性阻塞性肺疾病"（慢阻肺），经急诊胸部CT检查显示右肺上叶尖段及下叶基底部有团块状阴影，随后转入呼吸内科治疗。入院检查血压（BP）132/72 mmHg，脉搏（P）72次/分，呼吸（R）26次/分钟，体温（T）36.6 ℃，PH值7.31，肺功能检查FEV1/FVC<70%，氧合指数423 mmHg。慢阻肺CAT评分为31分。三日后痰培养显示克柔假丝酵母菌、肺炎克雷伯菌生长，ESBL阳性，革兰阴性杆菌2+，革兰阴性球菌3+，革兰阳性球菌1+。血常规显示白细胞$13×10^9$/L，中性粒细胞百分率75%。据此，患者经诊断患有"慢性阻塞性肺疾病"并伴有"多重耐药菌感染"。护士为其进行操作时，须穿戴隔离衣。

【教学目标】

- 掌握穿、脱隔离衣的方法。
- 熟悉隔离的原则及注意事项。
- 了解隔离的类型。
- 具备遵循隔离技术操作原则，完成隔离技术基本操作的能力。
- 增强学生院感防控意识。

【实训步骤】

一、知识回顾

1. 隔离的原则

（1）隔离标志明确，卫生设施齐全。

（2）严格执行服务流程，加强三区管理。

（3）隔离病室环境定期消毒，物品处置规范。

（4）实施隔离教育，加强隔离患者心理护理。

（5）掌握解除隔离的标准，实施终末消毒处理。

2. 穿脱隔离衣的目的

（1）保护患者避免感染。

（2）保护医务人员避免受到血液、体液和其他感染性物质污染。

二、操作步骤

1. 评估

评估：患者的病情、治疗与护理、隔离的种类及措施、穿脱隔离衣的环境。

2. 准备

（1）护士准备：衣帽整洁，修剪指甲，取下手表。

（2）环境准备：清洁、宽敞。

（3）用物准备见表5-1。

表5-1　用物准备

用物	数量	用物	数量
输液架	1个	免洗手消毒液	1瓶
隔离衣（布）	1件	医疗垃圾桶	1个
医用帽	1个	生活垃圾桶	1个
山型夹	1个	口罩	1个

3. 穿隔离衣

（1）护士卷袖过肘、洗手，戴口罩，戴好医用帽，使其完全覆盖住头发。

（2）确认隔离衣放置位置，如挂在半污染区，清洁面向外；挂在污染区，则污染面向外。

（3）取隔离衣。检查隔离衣大小、是否潮湿，区分隔离衣的清洁面和污染面（如隔离衣已被穿过，隔离衣的衣领和内面视为清洁面，外面视为污染面）。

（4）穿袖。右手持衣领取下隔离衣，使清洁面朝向自己，对齐肩缝，露出左肩袖内口，头偏向右侧。左手伸入袖内，将衣袖穿好，举起手臂，将衣袖往下抖，换左手持衣领，露出右侧袖口，头偏向左侧，同法穿好另一衣袖；举起双手将衣袖往下抖，露出手腕。

（5）系领。两手持衣领，由衣领中央顺着边缘由前向后系好衣领。头勿过度低垂，以免隔离衣污染下颌部、耳部及脸部。

（6）系袖口。系上袖带，使袖口前端完全覆盖住腕部，使其密封性完好。

（7）系腰带。将隔离衣一侧顺衣缝（约在腰下5 cm处）向前拉，见到衣边捏住，同法捏住另一侧衣边；两手在背后将衣边边缘对齐，向后向下拉，使衣领与颈部贴合；再向一侧折叠，一手按住折叠处，完全覆盖住工作服；另一手将腰带拉至背后折叠处，腰带在背后交叉，回到前面打一活结系好。洗手，戴手套，进行操作。操作完毕后，脱手套，脱隔离衣。

4. 脱隔离衣

（1）解腰带。解开腰带，在前面打一活结。

（2）解袖口。解开袖口，将衣袖上拉至距离肘部上方至少 10 cm 处，将部分衣袖套塞于工作服内，充分暴露双手。

（3）手卫生。先用流动水清洗双手，再用免洗手消毒液消毒手部至肘部上方 10 cm 处。

（4）解衣领。用清洁的手沿衣领边向后解开领口系带。

（5）脱衣袖。一手伸入另一侧衣袖袖口内，拉下衣袖过手（遮住手），握住另一衣袖的外面往下拉，两手在袖内使袖子对齐，双臂逐渐退出。

（6）整理。双手持领，将隔离衣两边对齐，挂在衣钩上；如挂在半污染区，清洁面向外；挂在污染区则污染面向外。洗手，脱医用帽、脱口罩，扔入医疗垃圾桶。

【健康指导】

1. 患者尽量待在病房内，勿进入公共区域。

2. 患者床边放置免洗手消毒液，指导家属及患者做好手部卫生。

3. 生活垃圾放置于专用垃圾桶内。

【注意事项】

1. 隔离衣只能在规定区域内穿脱，穿前检查有无潮湿、破损，长短须能全部遮盖工作服。

2. 穿脱隔离衣过程中避免污染衣领、面部、帽子和清洁面，始终保持衣领清洁。

3. 穿好隔离衣后，双臂保持在腰部以上，视线范围内；不得进入清洁区，避免接触清洁物品。

4. 消毒手时不能沾湿隔离衣，隔离衣也不可触及其他物品。

5. 隔离衣每日更换，如有潮湿或污染，应立即更换；接触不同病种患者时应更换隔离衣。

【图示】

穿脱隔离衣的用物准备如图 5-1 所示，检查隔离衣如图 5-2 所示，两侧衣边对齐如图 5-3 所示，脱衣袖如图 5-4 所示。

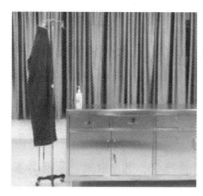

图 5-1 穿脱隔离衣的用物准备

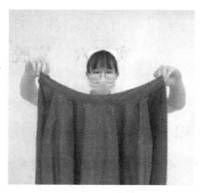

图 5-2 检查隔离衣

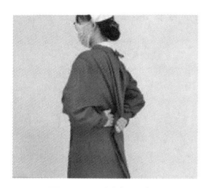

图 5-3 两侧衣边对齐

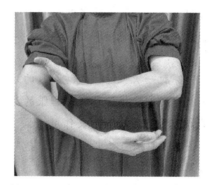

图 5-4 脱衣袖

实训六 穿脱一次性连体式防护服

【情景导入】

患者，女性，24 岁，2 天前出现乏力、不适，伴恶心、肌肉酸痛，偶有鼻塞、流涕及发热症状，体温最高达 37.8 ℃，胸部 CT 检查显示左肺上叶斑片影伴周围斑片影，新型冠状病毒核酸检测结果为阳性，确诊"新型冠状病毒感染"，收住集中隔离病区进行治疗。隔离病区护士现穿一次性连体式防护服为患者进行护理操作。

【教学目标】

- 掌握穿脱一次性连体式防护服的方法。
- 熟悉穿脱一次性连体式防护服的注意事项。
- 了解防护用品的种类及作用。
- 具备正确穿脱一次性连体式防护服的能力。
- 培养学生自我保护及隔离意识。
- 预防交叉感染，强化学生院感防控意识。

【实训步骤】

一、知识回顾

1. 穿脱一次性连体式防护服的要点

（1）穿衣顺序要遵循穿下衣→穿上衣→戴帽子→拉拉链的顺序。

（2）一次性连体式防护服帽子要完全遮住医用帽。

（3）脱一次性连体式防护服前先洗手。

（4）脱一次性连体式防护服过程中双手不能触及一次性连体式防护服外面及内层工作服。

2. 穿脱一次性连体式防护服的目的：保护医务人员和患者，避免交叉感染。

二、操作步骤

1. 准备

（1）护士准备：修剪指甲、取下手表、洗手。

（2）环境准备：清洁、宽敞。

（3）用物准备见表6-1。

表6-1 用物准备

用物	数量	用物	数量
一次性连体式防护服	1套	免洗手消毒液	1瓶
医用帽	1个	护目镜	1个
医用防护口罩	1个	鞋套	1双
一次性医用外科口罩	1个	生活垃圾桶	1个
外科手套	1双	医疗垃圾桶	1个

2. 穿一次性连体式防护服

（1）戴口罩。

①一手托住口罩，有鼻夹的一面背向外；口罩罩住鼻、口及下巴，鼻夹部位向上紧贴面部。

②将下方系带拉过头顶，放在颈后双耳下，再将上方系带固定于头部后上方。

③双手指尖放在金属鼻夹上，根据鼻梁形状塑造鼻夹。在此过程中，双手不接触面部任何部位。

④检查气密性，用双手盖住口罩，快速呼气，如有漏气应调整鼻夹位置。

（2）戴医用帽。戴医用帽，使其完全覆盖住头发。

（3）取衣。核对一次性连体式防护服有效期、规格，确定内面和外面。

（4）拉开拉链，将一次性连体式防护服卷在手中。

（5）穿下衣。从脚部开始，拉住一次性连体式防护服往上穿。

（6）穿上衣。逐步穿好衣袖。

（7）戴帽子、拉拉链。戴上一次性连体式防护服帽子，帽子要完全遮住医用帽；拉上拉链，贴密封胶条。

（8）戴护目镜。使其松紧度适宜。

（9）穿鞋套。使鞋套完整覆盖住工作鞋。

（10）戴手套。先洗手，按无菌原则戴上手套，并将一次性连体式防护服袖口完全包裹。

（11）活动、下蹲，检查一次性连体式防护服延展性。

（12）为患者进行护理操作，操作完毕后，脱一次性连体式防护服。

3. 脱一次性连体式防护服

（1）摘护目镜。

免洗手消毒液消毒手部；身体稍稍前倾，左手护住护目镜，右手摘取系带，放入医疗垃圾桶内。过程中双手不能接触到面部和护目镜内侧。

（2）脱一次性连体式防护服准备。

免洗手消毒液消毒手部，左手捏住上部衣领，右手从上到下依次拉开密封胶条，拉下拉链，向上提拉一次性连体式防护服帽，使其脱离头部；拉住一次性连体式防护服外侧往下脱至肩部，并露出一次性连体式防护服拉链两侧的小部分内侧面，以备进一步脱卸（手套只能接触一次性连体式防护服污染面）。

（3）脱手套、洗手。

按脱手套法脱掉手套，弃入医疗垃圾桶内，免洗手消毒液消毒手部。

（4）脱一次性连体式防护服、鞋套。

手接触一次性连体式防护服内侧面，由上向下边脱边卷，污染面朝里，直至连同鞋套全部脱下，弃入医疗垃圾桶内。

（5）脱医用帽。

免洗手消毒液消毒手部；将手指插进医用帽内侧面轻轻摘下，丢入医疗垃圾桶。

（6）脱医用防护口罩。

先解下方系带，再解上方系带，勿接触到医用防护口罩表面，脱卸过程中注意闭眼、屏气；用手指捏住医用防护口罩的系带，弃入医疗垃圾桶中；洗手；戴一次性医用外科口罩。

【注意事项】

1. 一次性连体式防护服只能在规定区域内穿脱，穿前检查有无潮湿、破损，长短是否合适。

2. 接触多个同类传染病患者时，一次性连体式防护服可连续使用。

3. 一次性连体式防护服如有潮湿、破损或污染，应立即更换。

【图示】

检查一次性连体式防护服外包装如图 6-1 所示，穿好一次性连体式防护服如图 6-2 所示，摘护目镜如图 6-3 所示，脱一次性连体式防护服准备如图 6-4 所示。

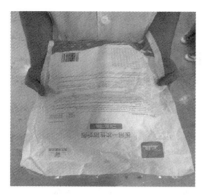

图6-1　检查一次性连体式防护服外包装

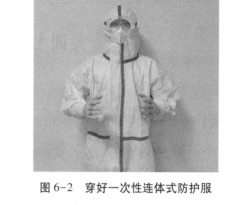

图6-2　穿好一次性连体式防护服

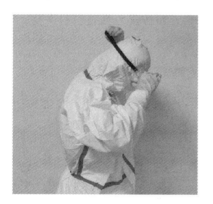

图6-3　摘护目镜

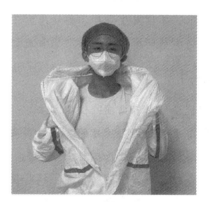

图6-4　脱一次性连体式防护服准备

实训七　更换卧位

【情景导入】

患者，男性，75 岁，入院 6 小时前突发剧烈头痛，伴随右侧肢体无力和言语障碍。家属将患者紧急送往急诊科，经检查确诊为"左侧大脑中动脉分支区域脑梗死"。查体结果显示：右上肢及右下肢肌力均为Ⅱ级，左上肢及左下肢肌力均为Ⅳ级。在治疗期间，患者长时间卧床，体位发生下移。为使患者恢复舒适卧位，预防压力性损伤的发生，现护士需要先协助患者移向床头，再协助患者进行翻身侧卧。

【教学目标】

- 掌握协助患者更换卧位的方法。
- 熟悉更换卧位法的目的及注意事项。
- 了解舒适卧位的基本要求。
- 具备按正确方法协助患者变换卧位的能力。
- 具备人文关怀素养，关爱生命，全心全意为患者服务。

【实训步骤】

一、知识回顾

1. 协助患者移向床头的目的

协助滑向床尾而不能自行移动的患者移向床头，恢复安全而舒适的卧位。

2. 协助患者翻身侧卧的目的

（1）协助不能起床的患者更换卧位，使其感觉舒适。

（2）满足检查、治疗和护理的需要，如背部皮肤护理、更换床单或整理床单元等。

（3）预防并发症，如压力性损伤、坠积性肺炎等。

二、操作步骤

1. 评估、解释

（1）评估：患者的年龄、体重、病情、治疗情况，心理状态及合作程度，确定翻身方法和所需用物。

（2）解释：向患者及家属解释操作的目的、方法及配合要点，获得患者同意。

2. 准备

（1）护士准备：衣帽整洁，洗手，视患者情况决定护士人数。

（2）环境准备：安静、整洁，温度适宜，光线充足。

（3）用物准备见表7-1。

表7-1　用物准备

用物	数量
多功能床	1个
软枕	4个

3. 核对

护士核对患者床号、姓名、腕带等身份信息；固定床脚轮。

4. 安置

将各种导管和输液装置安放妥当，必要时将被子折叠至床尾或一侧。

5. 移动患者

（1）协助患者移向床头。

①一人协助移向床头法：放下近侧床档，将枕头横立于床头，患者仰卧屈膝，双手握住床头栏杆，双脚蹬床面；护士一手稳住患者双脚，另一手在臀部提供助力，使其移向床头。

②二人协助移向床头法：将枕头横立于床头，患者仰卧屈膝，护士两人分别站于床的两侧，放下双侧床档，分别托住患者颈肩部和臀部；或放下近侧床档，两人站在床的同一侧，一人托住颈肩部及腰部，另一人托住臀部及腘窝部，两人同时抬起患者移向床头。

③放回枕头

（2）协助患者翻身侧卧。

①协助患者仰卧屈膝，两手放于腹部，将枕头先移向对侧，检查对侧床档是否稳固。

②根据患者病情选择翻身方法。

一人协助患者翻身侧卧法：先将患者双下肢移向靠近近侧的床沿，再将患者肩、腰、臀部移向近侧；一手托肩，一手托膝部，轻轻将患者推向对侧，使其背向护士。

二人协助患者翻身侧卧法：两人站在床的同一侧，一人托住患者的颈肩部和腰部，另一人托住患者臀部和腘窝部，两人同时将患者抬起移向近侧；两人分别托扶患者的肩、腰部和臀、膝部，轻推，使患者转向对侧。

③观察背部、骶尾部等受压部位皮肤情况。

6. 稳定卧位、促进舒适

在患者背部、肩部、胸前及两膝之间放置软枕，使患者安全舒适。

7. 检查安置

检查并安置患者肢体各关节处于功能位置；各种管道保持通畅，拉上近侧或双侧床档。

8. 记录交班

洗手，记录翻身时间及皮肤状况，做好交接班。

【健康指导】

1. 向患者及家属说明正确更换卧位对预防并发症的重要性。

2. 更换卧位前根据目的的不同，向患者及其家属介绍更换卧位的方法和注意事项。

3. 教会患者及其家属更换卧位和配合更换的正确方法，确保患者的安全。

【注意事项】

1. 遵循省力原则。翻身时，让患者尽量靠近护士，使重力线通过支撑面来保持平衡，缩短重力臂而省力。

2. 避免皮肤与脊柱的损伤。移动患者时动作轻柔，协调一致，不可拖拉以免擦伤患者皮肤。

3. 注意保暖与安全。帮助患者翻身时应注意为患者保暖并防止其坠床。翻身后，需用软枕垫好肢体，以维持舒适而安全的体位。

4. 合理安排翻身的频率。根据患者病情和皮肤受压情况，确定翻身间隔时间。如发现皮肤发红或破损应及时处理，酌情增加翻身次数，同时记录于翻身卡上，并做好交接班。

5. 保持各种管路的位置与通畅。若患者身上有各种导管或输液装置，应注意将导管安置妥当。翻身后仔细检查导管是否有脱落、移位、扭曲、受压，以保持导管通畅。

【图示】

协助患者拉床头如图 7-1 所示，一人协助患者移向床头如图 7-2 所示，一人协助患者翻身侧卧如图 7-3 所示，二人协助患者翻身侧卧如图 7-4 所示。

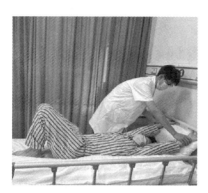

图 7-1 协助患者拉床头

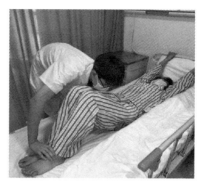

图 7-2 一人协助患者移向床头

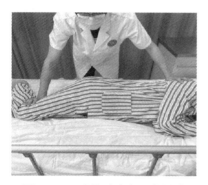

图 7-3 一人协助患者翻身侧卧

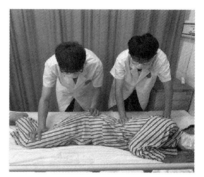

图 7-4 二人协助患者翻身侧卧

实训八　轴线翻身

【情景导入】

患者，男性，45 岁，因"高处坠落致颈部僵硬及剧烈疼痛 10 余小时"入院。患者于 10 余小时前从高处坠落，导致颈部活动受限，伴有颈部僵硬及剧烈疼痛，同时出现口咽痛；患者受伤时无意识丧失，有胸痛、气紧、呼吸困难等。随即患者前往本院就诊，颈椎 MRI 检查显示颈椎 C5 骨折、颈脊椎损伤。门诊以"颈椎骨折"诊断收入骨科。入科查体：体温（T）37.2 ℃，脉搏（P）65 次/分，呼吸（R）22 次/分，血压（BP）135/76 mmHg，体重 65kg。入科后，患者接受"颈椎内固定术"，术后病情稳定。为预防压力性损伤，护士予以每 2 小时（Q2h）轴线翻身。

【教学目标】

- 掌握轴线翻身的操作流程。
- 熟悉轴线翻身的适应症及注意事项。
- 了解轴线翻身的用物清单。
- 具备为患者规范进行轴线翻身的能力。
- 能根据病情、治疗和患者的实际需要，为其安置舒适卧位。
- 注意动作轻柔，具备人文关怀素养，树立关爱生命、全心全意为护理对象服务的精神。

【实训步骤】

一、知识回顾

轴线翻身的目的：

（1）协助颅骨牵引、脊柱损伤、脊柱手术、髋关节术后的患者在床上翻身。

（2）预防脊柱再损伤及关节脱位。

（3）预防压疮，增加患者舒适感。

二、操作步骤

1. 评估、解释

（1）评估：患者的年龄、体重、病情、治疗情况，心理状态及合作程度，确定翻身方法和所需用物。

（2）解释：向患者及家属解释操作的目的、方法及配合要点，获得患者同意。

2. 准备

（1）护士准备：衣帽整洁，修剪指甲，洗手，戴口罩，视患者情况决定护士人数。

（2）患者准备：了解轴线翻身的目的、操作过程及需配合的要点；情绪稳定，愿意合作。

（3）环境准备：整洁、安静、温度适宜、光线充足、必要时进行遮挡。

（4）用物准备见表8-1。

表8-1　用物准备

用物	数量
软枕	若干
免洗手消毒液	1瓶

3. 核对

护士携用物至患者床旁，核对患者床号、姓名、腕带。

4. 固定

固定床脚轮。

5. 检查、安置

检查患者损伤部位、伤口情况和管路情况，将各种导管及输液装置安置妥当，必要时将被子折叠至床尾或一侧。

6. 取卧位

协助患者取去枕仰卧位，双手放于腹部。

7. 翻身

（1）二人协助患者轴线翻身法，适用于脊柱受损或脊柱手术后患者改变体位。

①移动患者：两名护士站在病床同侧，小心地将大单置于患者身下，分别抓紧靠近患者肩、腰背、髋部、大腿等处的大单，将患者拉至近侧，拉起床档。

②安置体位：护士绕至对侧，将患者近侧手臂置在头侧，远侧手臂置于胸前，两膝间放一软枕。

③协助侧卧：护士双脚前后分开，两人双手分别抓紧患者肩、腰背、髋部、大腿等处的远侧大单，由其中一名护士发口令，两人动作一致地将患者整个身体以圆滚轴式翻转至侧卧。

（2）三人协助患者轴线翻身法，适应于颈椎损伤的患者。

①移动患者：由三名护士完成。

第一名护士固定患者头部，纵轴向上略加牵引，使头、颈部随躯干一起慢慢移动。

第二名护士双手分别置于患者肩部、背部。

第三名护士双手分别置于患者腰部、臀部，使患者头、颈、腰、髋保持在同一水平线上，移至近侧。

②转向侧卧：翻转至侧卧位，翻转角度不超过 60°（保持患者脊柱平直）。

8. 检查受压处皮肤情况

检查患者背部、骶尾部、足跟皮肤有无压红、水泡、破溃等。

9. 放置软枕

将第一个软枕放于患者腰背部支撑身体，第二个软枕置于双膝间（保持双膝处于功能位置），第三个软枕放于患者胸前，第四个软枕放于患者头部（根据患者病情需要）。

10. 检查安置

检查患者肢体各关节保持功能位；各种管道保持通畅。

11. 记录交班

洗手；记录翻身时间及皮肤状况，做好交接班。

【健康指导】

1. 向患者及家属说明正确更换卧位对预防并发症的重要性。

2. 向患者及家属介绍轴线翻身的方法及注意事项。

3. 教会患者及家属行轴线翻身和配合翻身的正确方法，确保患者的安全。

【注意事项】

1. 遵守节力原则。翻身时，让患者尽量靠近护士，使重力线通过支撑面来保持平衡，缩短重力臂而省力。

2. 避免皮肤与脊柱的损伤。移动患者时动作应轻柔，协调一致，不可拖拉，以免擦伤皮肤。轴线翻身法翻转时，要维持躯干的正常生理弯曲，避免翻身时脊柱错位而损伤脊髓。

3. 注意保暖与安全。翻身时应注意为患者保暖并防止坠床。翻身后，需用软枕垫好肢体，以维持舒适而安全的体位。

4. 合理安排翻身的频率。根据患者病情及受压情况，确定翻身间隔时间。如发现皮肤发红或破损应及时处理，酌情增加翻身次数，同时记录于翻身卡上，并做好交接班。

5. 保持各种管道的位置与通畅。若患者身上有各种导管或输液装置时，应先将导管安置妥当，翻身后仔细检查导管是否有脱落、移位、扭曲、受压，以保持导管通畅。

6. 为有特殊情况的患者更换卧位时应区别对待。为手术患者翻身前应先检查伤口敷料是否潮湿或脱落，如已脱落或被分泌物浸湿，应先更换敷料并固定妥当后再行翻身，翻身后注意伤口不可受压；颈椎或颅骨牵引者，翻身时不可放松牵引，并使头、颈、躯干保持在同一水平位翻动，翻身后注意牵引方向、位置以及牵引力是否正确；颅脑手术者，头部转运过剧可引起脑疝，导致患者突然死亡，故应卧于健侧或平卧；石膏固定者，应注意翻身后患处位置及局部肢体的血运情况，防止受压。

【图示】

取去枕仰卧位如图 8-1 所示，移向近侧如图 8-2 所示，翻身如图 8-3 所示，固定患者头部手法如图 8-4 所示。

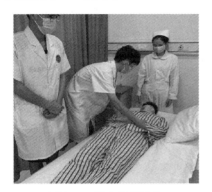
图 8-1　取去枕仰卧位

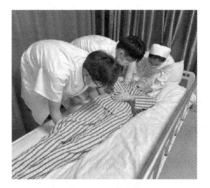
图 8-2　移向近侧

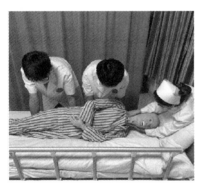
图 8-3　翻身

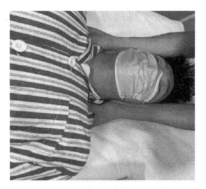
图 8-4　固定患者头部手法

实训九　口腔护理

【情景导入】

患者，男性，72 岁，因"突发恶心、呕吐伴意识不清 30 分钟"，由急诊车接收入院。入院后查体：体温（T）37.2 ℃，脉搏（P）65 次/分，呼吸（R）19 次/分，血压（BP）145/86 mmHg，完善脑部 CT 检查，显示脑干区域低密度，考虑急性脑干梗死。入院治疗后，患者神志清楚，精神较差，生活不能自理，护士遵医嘱予以 0.9% 生理盐水进行口腔护理，每日两次（bid）。

【教学目标】

- 掌握口腔护理的操作流程。
- 熟悉口腔护理的适应症及注意事项。
- 了解常见的口腔护理溶液及其作用。
- 具备为患者规范进行口腔护理的能力。
- 具有慎独精神，认真做好患者的清洁卫生工作。
- 以患者为中心，将爱伤观念融入口腔护理工作中。

【实训步骤】

一、知识回顾

口腔护理的目的：

（1）保持口腔清洁、湿润，预防口腔感染等并发症。

（2）去除口腔异味，清除牙垢，促进食欲，确保患者舒适。

（3）评估口腔变化（如黏膜、舌苔及牙龈等），提供患者病情动态变化的信息。

二、操作步骤

1. 评估、解释

（1）评估：患者的年龄、病情、意识、心理状态、自理能力、配合程度及口腔卫生状况。

（2）解释：向患者及家属解释口腔护理的目的、方法、注意事项及配合要点。

2. 准备

（1）护士准备：衣帽整洁，修剪指甲，洗手，戴口罩。

（2）患者准备：了解口腔护理的目的、方法、注意事项及配合要点；取舒适、安全且易于操作的体位。

（3）环境准备：宽敞，光线充足或有足够的照明。

（4）用物准备见表9-1。

表9-1　用物准备

用物	数量	用物	数量
免洗手消毒液	1瓶	棉签	1包
一次性口腔护理包	1个	漱口杯	1个
500 ml 生理盐水	1瓶	吸管	1根
口腔护理模型	1个	生活垃圾桶	1个
手电筒	1个	医疗垃圾桶	1个
执行单	1张		

3. 核对

护士携用物至患者床旁，核对执行单、患者信息。

4. 安置卧位

护士摇高床头，患者取侧卧位或仰卧位（头偏向一侧）面向护士；便于分泌物及多余水分从口腔内流出，防止反流误吸。

5. 铺巾置盘

护士消毒双手，检查一次性口腔护理包的有效期及密封性，打开一次性口腔护理包，放于治疗车上，取出一次性治疗巾，铺于患者颌下，置弯盘于患者口角旁。

6. 漱口

护士取无菌棉签蘸取温开水湿润患者口唇，协助漱口，吐入弯盘内。

7. 口腔评估

护士评估患者口唇有无干燥，牙龈有无红肿、出血，牙齿有无松动、义齿；口腔黏膜有无溃疡、红肿，口腔清洁度、有无异味等。若有活动义齿，取下浸于冷水中备用。

8. 湿润并清点棉球

护士检查并倒取生理盐水，润湿并清点棉球数量。

9. 按顺序擦拭牙齿

（1）左手用镊子夹取含有生理盐水的棉球，右手在下持镊子将棉球拧至不滴水为宜。

（2）嘱患者咬合上、下齿，用压舌板撑开左侧颊部，纵向擦洗牙齿左外侧面，由臼齿洗向门齿，同法擦洗牙齿右外侧面。

（3）嘱患者张开上、下齿，擦洗牙齿左上内侧面、左上咬合面、左下内侧面、左下咬合面，弧形擦洗左侧颊部，同法擦洗右侧牙齿。

（4）擦洗硬腭部、舌面、舌下。

10. 再次清点棉球

擦洗完毕，再次清点棉球数量。

11. 再次漱口

协助患者漱口，将漱口水吐入弯盘，纱布（卫生纸）擦净口唇；有义齿者，协助患者佩戴义齿。

12. 再次评估口腔情况

护士评估患者口腔清洁情况，必要时为患者用润唇膏或石蜡油棉球润唇。

13. 操作后处理

护士撤去弯盘及治疗巾，协助患者取舒适体位，整理床单元；分类整理用物；洗手；记录口腔卫生状况及护理效果。

【健康指导】

1. 向患者解释保持口腔卫生的重要性。

2. 介绍口腔护理相关知识，并根据患者存在的问题进行针对性的指导。

【注意事项】

1. 昏迷患者禁止漱口，以免引起误吸。

2. 观察口腔时，对长期使用抗生素和激素的患者，应注意观察口腔内有无真菌感染。

3. 使用的棉球不可过湿，以不能挤出液体为宜，防止因水分过多造成误吸；注意夹紧棉球勿将其遗留在口腔内。

4. 棉球应包裹止血钳尖端，防止钳端直接触及口腔黏膜和牙龈。

5. 棉球不可重复使用，一个棉球擦洗一个部位。

6. 擦洗动作轻柔，尤其是对凝血功能障碍的患者。

7. 传染病患者的用物需按消毒隔离原则进行处理。

【图示】

检查口腔如图 9-1 所示，清洁弯盘内的用物如图 9-2 所示，拧干棉球手法如图 9-3 所示，清点棉球数量如图 9-4 所示。

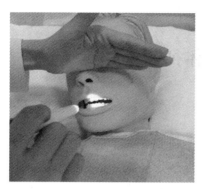

图 9-1 检查口腔

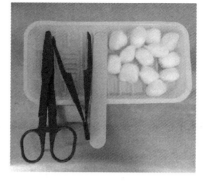

图 9-2 清洁弯盘内的用物

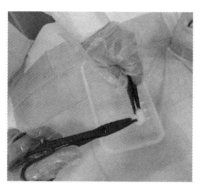

图 9-3 拧干棉球手法

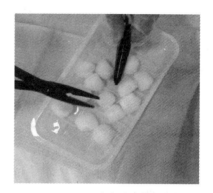

图 9-4 清点棉球数量

实训十　生命体征测量

【情景导入】

患者，女性，65岁，1天前因"寒战、发热伴咳嗽、头痛2小时"来我院就诊，门诊以"上呼吸道感染"收入呼吸内科。患者自述于入院前1周因受凉后出现咳嗽、咳痰症状，当时在诊所就诊，给予止咳，抗炎、化痰药物口服后，症状未明显缓解，1天前症状加重遂来院就诊。入院后进行入院评估，护士为其测量生命体征。

【教学目标】

- 掌握生命体征测量的操作流程。
- 掌握体温、脉搏、呼吸、血压的正常值。
- 熟悉生命体征测量的目的及注意事项。
- 了解生命体征测量的用物准备。
- 能正确测量和记录体温、脉搏、呼吸、血压。
- 具有慎独精神，保证测量数值的客观准确，并能够体现出对患者的尊重和关爱。

【实训步骤】

一、知识回顾

1. 测量生命体征的目的

(1) 判断患者体温、呼吸、脉搏、血压有无异常。

(2) 动态监测体温、呼吸、脉搏、血压变化，了解患者病情变化。

(3) 协助诊断，为预防、治疗、康复和护理提供依据。

2. 成人体温、呼吸、脉搏、血压正常值及正常范围

(1) 成人体温：

部位	平均温度/℃	正常范围/℃
腋温	36.5	36.0~37.0
口温	37.0	36.3~37.2
肛温	37.5	36.5~37.7

（2）成人呼吸：16~20 次/分。

（3）成人脉搏：60~100 次/分。

（4）成人血压：收缩压 90~139 mmHg，舒张压 60~89 mmHg。

二、操作步骤

1. 评估、解释

（1）评估：患者的年龄、病情、意识、治疗情况，心理状态及合作程度。

（2）解释：向患者及家属解释操作的目的和方法、注意事项及配合要点。

2. 准备

（1）护士准备：衣帽整洁，修剪指甲，洗手，戴口罩。

（2）患者准备：体位舒适、情绪稳定；了解生命体征测量的目的、方法、注意事项及配合要点；测量前 20~30 分钟若有运动、进食、冷热饮、冷热敷、洗澡、坐浴、灌肠等，应休息 30 分钟后再测量。

（3）环境准备：室温适宜、光线充足、环境安静。

（4）用物准备见表 10-1。

表 10-1　用物准备

用物	数量	用物	数量
（1）免洗手消毒液	1 瓶	（8）水银血压计	1 台
（2）治疗盘	1 个	（9）入院评估单	1 张
（3）无菌纱布	2 张	（10）听诊器	1 个
（4）体温计浸泡盒	1 个	（11）75% 乙醇	1 瓶
（5）体温计干燥盒	1 个	（12）医疗垃圾桶	1 个
（6）纸巾	1 包	（13）生活垃圾桶	1 个
（7）体温计	1 根		

3. 核对

护士携用物至患者床旁，核对患者床号、姓名、腕带。协助患者取舒适体位（坐位或卧位）。

4. 测量体温（腋温）

检查患者腋窝皮肤是否完好，有无汗液（若有汗液，应先用纸巾擦干）；检查体温计，将刻度甩至 35 ℃以下；将体温计水银端放于患者腋窝正中，并紧贴皮肤，指导患者屈臂过胸，夹紧 10 分钟。

5. 测量脉搏（桡动脉）

嘱患者腕部伸直，护士以食指、中指、无名指的指端按压在患者桡动脉处，按压力量适中，以能清楚测得脉搏搏动为宜。正常脉搏测 30 秒，乘以 2（异常脉搏测量 1 分钟）。测量时同时注意脉搏节律、强弱等情况。脉搏细弱难以触及时可用听诊器测心率 1 分钟，心脏听诊部位可选择第 5 肋间左锁骨中线稍内侧处。

6. 测量呼吸

保持测脉姿势。观察患者胸部或腹部的起伏情况，呼吸频率（一起一伏为一次呼吸）、深度、节律、音响、形态及有无呼吸困难；正常呼吸测 30 秒，乘以 2；异常呼吸患者或婴儿应测 1 分钟。呼吸微弱者，可用少许棉花置于患者鼻孔前，观察棉花吹动情况，计时 1 分钟。

7. 测量血压（肱动脉）

（1）检查患者测量血压处肢体及皮肤情况。

（2）卷袖，露臂，手掌向上，肘部伸直（保持肱动脉与心脏同一水平）。坐位平第四肋、仰卧位平腋中线。

（3）打开血压计，血压计垂直放妥后开启水银槽开关，检查汞柱是否在 0 刻度线、汞柱的连续性。

（4）缠袖带：驱尽袖带内空气，平整置于上臂中部，下缘距肘窝 2~3 cm，松紧以能插入一指为宜。

（5）充气：触摸肱动脉搏动，将听诊器胸件置于肱动脉搏动明显处，避免听诊器胸件塞于袖带下。一手固定听诊器胸件，另一手握加压气球，关气门，充气至肱动脉搏动音消失再升高 20~30 mmHg 汞柱，避免充气过快过猛。

（6）放气：缓慢放气，速度以水银柱下降 4 mmHg/s 为宜，视线保持与水银弯月面同一水平，注意水银柱刻度和肱动脉声音的变化。

（7）听诊动脉搏动声音：第一声搏动为收缩压，搏动音突然变弱或消失为舒张压。

8. 整理血压计

测量完毕，解下袖带，打开压力活门，驱尽袖带内余气，整理后放入盒内；将血压计盒盖向右倾斜 45 度，使水银全部流回槽内，关闭水银槽开关，盖上盒盖，平稳放置。协助患者整理衣物。

9. 读取体温计数值

取出体温计，用消毒纱布擦拭。读取体温计上的数值后，将体温计置于浸泡盒中。评估生命体征是否与病情相符，如有异常及时处理。

10. 整理用物、洗手

整理床单元，协助患者取舒适体位；洗手；记录体温、脉搏、呼吸、血压于入院评估单。将测量值准确绘制在体温单上或录入系统自动生成电子体温单。

【健康指导】

1. 向患者及家属解释生命体征监测的重要性，指导其正确测量生命体征的方法，以保证测量结果的准确性。

2. 向患者及家属介绍生命体征的正常值及测量过程中的注意事项。

3. 教会患者及其家属正确使用体温计及血压计，以便患者能够及时掌握自身生命体征的变化。

4. 教会患者自我护理的技巧，提高患者对异常脉搏的判断能力。

5. 指导患者采用合理的生活方式，提高自我保健能力。

【注意事项】

1. 操作前认真检查物品的性能。

2. 患者在操作前若进行了可影响测量值的活动，应休息 30 分钟后再测量。

3. 体温计应一人一用，用后消毒，防止交叉感染。

4. 脉搏短绌患者，须两名护士同时测量，一人听心率，另一人测脉率，由听心率的护士发出"起"或"停"的口令，计时 1 分钟。

5. 勿用拇指诊脉，因拇指小动脉的搏动较强，易与患者的脉搏相混淆。

6. 测量婴儿的脉搏应于测量体温和血压之前，避免婴儿哭闹引起脉率增加。

7. 呼吸受意识控制，因此测量呼吸前不必解释，在测量过程中不使患者察觉，以免紧张，影响测量的准确性。

8. 测量血压时，应使肱动脉与心脏在同一水平，袖带松紧适宜，避免听诊器胸件塞在袖带下，以防止局部受压较大，听诊时出现干扰声。

9. 对须持续观察血压者，应做到"四定"，即定时间、定部位、定体位、定血压计，有助于测量的准确性和对照的可比性。

10. 测量血压时，眼睛视线保持与水银柱弯月面在同一水平。若发现血压听不清或异常，应待水银柱降到"0"点后，休息片刻再重测。

【图示】

读取体温计数值如图 10-1 所示，测量脉搏如图 10-2 所示，袖带加压充气如图 10-3 所示，袖带放气如图 10-4 所示。

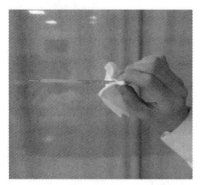

图 10-1　读取体温计数值

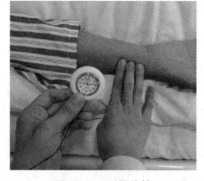

图 10-2　测量脉搏

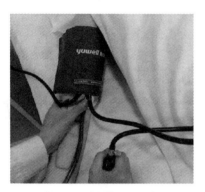

图 10-3　袖带加压充气

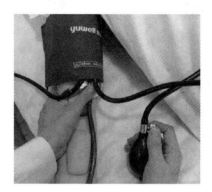

图 10-4　袖带放气

实训十一　氧气吸入技术

【情景导入】

患者，女性，78岁，因"受凉后出现咳嗽、咳痰伴气喘"入院，既往有慢性支气管炎病史 20 年，急诊车推入病房，神志清楚，精神差，咳嗽，咳白色黏痰。查体结果如下：体温（T）37.2 ℃，脉搏（P）80 次/分，血压（BP）145/90 mmHg，呼吸（R）25 次/分，动脉血氧饱和度（SpO_2）91%，随机指尖血糖 5.9 mmol/L，体重 55kg。血气分析显示：动脉血氧分压（PaO_2）56 mmHg，二氧化碳分压（$PaCO_2$）38 mmHg。听诊：双侧肺呼吸音减弱，闻及少许干湿啰音。巴氏指数评分（Barthel 评分）：85 分；压疮动态评分（Braden 评分）：21 分，无压疮风险；跌倒动态评分（Morse 评分）：45 分，高危；疼痛数字评分（NRS 评分）：0 分，无疼痛。入院后，护士遵医嘱予以鼻氧管吸氧 2 L/min。

【教学目标】

- 掌握氧气吸入技术的操作流程。
- 熟悉氧气吸入技术的适应症及注意事项。
- 了解氧气吸入技术的用物清单。
- 具备为缺氧患者实施正确的氧气疗法的能力。
- 操作规范轻柔，体现对患者的尊重和关爱。

【实训步骤】

一、知识回顾

使用氧气吸入技术的目的：

（1）纠正各种原因造成的缺氧状态，提高动脉血氧分压（PaO_2）和动脉血氧饱和度（SaO_2），增加动脉血氧含量（CaO_2）。

（2）促进组织的新陈代谢，维持机体生命活动。

二、操作步骤

1. 评估、解释

（1）评估：患者的年龄、病情、意识、治疗情况、心理状态及合作程度。

（2）解释：向患者及家属解释氧气吸入的目的、方法、注意事项及配合要点。

2. 准备

（1）护士准备：衣帽整洁，修剪指甲，洗手，戴口罩。

（2）患者准备：了解氧气吸入的目的、方法、注意事项及配合要点；体位舒适，情绪稳定，愿意配合。

（3）环境准备：温湿度适宜、光线充足、环境安静、远离火源。

（4）用物准备见表11-1。

表 11-1　用物准备

用物	数量	用物	数量
免洗手消毒液	1瓶	手电筒	1个
中心供氧装置	1套	棉签	1包
滤芯	1个	500 ml 蒸馏水	1瓶
湿化瓶	1个	无菌纱布	2块
水杯	1个	氧气压力表装置	1套
氧气筒	1个	扳手	1个
治疗盘	1个	医疗垃圾桶	1个
鼻氧管	1根	生活垃圾桶	1个

3. 核对

护士携用物至患者床旁，核对患者床号、姓名、腕带。

4. 检查鼻腔情况

护士用手电筒检查鼻腔黏膜有无红肿、破损、有无鼻中隔偏曲以及呼吸道是否通畅；评估鼻腔有无分泌物堵塞及异常。

5. 清洁鼻腔

用湿棉签清洁鼻孔。

6. 装表

（1）中心供氧法。

①检查流量表，将流量表安装在中心供氧管道氧气流出口处。

②用纱布包裹滤芯，将其与流量表连接。

③检查灭菌蒸馏水的有效期、质量，将灭菌蒸馏水倒入湿化瓶内，至湿化瓶1/3~1/2；再将湿化瓶与流量表连接；打开流量开关，调节氧流量，检查指示浮标能达到既定流量（刻度），关闭流量开关，全套装置无漏气后备用。

（2）氧气筒供氧法（一吹、二上、三紧、四查）。

①打开氧气筒上的总开关（逆时针转1/4周），使少量气体从气门流出，随即迅速关

上（顺时针），达到避免灰尘吹入氧气表、清洁气门的目的。

②将氧气表稍向后倾置于氧气筒气门上，用手初步旋紧，再用扳手拧紧，使氧气表直立于氧气筒旁。

③用纱布包裹滤芯，将其与流量表连接。

④检查灭菌蒸馏水的有效期、质量，将灭菌蒸馏水倒入湿化瓶内，至湿化瓶 1/3~1/2，将湿化瓶与流量表连接。

⑤打开总开关，再打开流量开关，检查氧气装置无漏气，关紧流量开关备用。

7. 连接

检查鼻氧管有效期、质量，将鼻氧管与湿化瓶的出口相连接。

8. 调节流量

根据病情遵医嘱调节氧流量 2 L/min。

9. 湿润

将鼻氧管前端放入冷开水中湿润，并检查鼻氧管是否通畅。

10. 安置鼻氧管

将鼻氧管插入患者鼻孔 1 cm，动作轻柔，以免引起黏膜损伤。

11. 固定

将导管环绕患者耳部向下放置并调节松紧度。

12. 用氧健康宣教

护士指导患者吸氧时鼻吸口呼，不能随意调节氧流量。

13. 洗手、记录

协助患者取舒适体位，整理床单元；洗手；记录用氧时间、氧流量、患者反应等。

14. 观察

缺氧症状、实验室指标、氧气装置有无漏气，有无氧疗不良反应等，如有异常及时处理。

15. 停止用氧

（1）中心供氧吸氧法：携用物至床旁，核对患者床号，姓名，腕带；用纱布包裹鼻氧管前端，取下鼻氧管，放入医疗垃圾桶；关闭流量开关，取下流量表，分离流量表、滤芯、湿化瓶，并放入治疗车下层，消毒后备用。

（2）氧气筒供氧法：携用物至床旁，核对患者床号，姓名，腕带；用纱布包裹鼻氧管前端，取下鼻氧管，放入医疗垃圾桶。关闭总开关，放出余气后，关闭流量开关。一手持氧气表，另一手用扳手将表的螺帽扳松，再用手旋动螺帽，将表卸下。分离流量表、滤芯、湿化瓶放入治疗车下层，消毒后备用。在氧气筒上挂四防标志、"满"或"空"标志。

16. 收尾

洗手，记录停止用氧时间及效果。

【健康指导】

1. 向患者及家属解释氧疗的重要性。
2. 指导患者及家属正确使用氧疗的方法及注意事项。
3. 积极宣传呼吸道疾病的预防保健知识。

【注意事项】

1. 用氧前，检查氧气装置有无漏气，是否通畅。

2. 严格遵守操作规程，注意用氧安全，切实做好"四防"：防震、防火、防热、防油。氧气瓶搬运时要避免倾斜撞击。氧气筒应放于阴凉处，周围严禁烟火和易燃品，距明火至少 5 m，距暖气设施至少 1 m，以防引起燃烧。氧气表及螺旋口勿上油，也不用带油的扳手装卸。

3. 使用氧气时，应先调流量后应用。停用氧气时，应先拔出导管，再关闭氧气开关。中途改变流量，先分离鼻氧管与湿化瓶连接处，调节好流量再接上。以免一旦开错开关，大量氧气突然冲入呼吸道而损伤肺组织。

4. 常用湿化液灭菌蒸馏水。急性肺水肿用 20%~30% 的乙醇，具有降低肺泡内泡沫的表面张力，使肺泡泡沫破裂、消散，改善肺部气体交换，减轻缺氧症状的作用。

5. 氧气筒内氧气不可用尽，压力表上指针降至 0.5Mpa 即不可再用，以防止灰尘进入筒内，于再次充气时引起爆炸。

6. 对未用或已用完的氧气筒，应分别悬挂"满"或"空"的标志，既便于及时调换，也便于急用时搬运，提高抢救速度。

7. 用氧过程中，应加强监测。

【图示】

中心吸氧用物准备如图 11-1 所示，连接滤芯如图 11-2 所示，连接湿化瓶如图 11-3 所示，固定鼻氧管如图 11-4 所示。

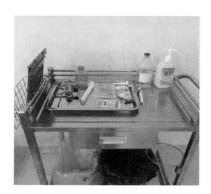

图 11-1　中心吸氧用物准备

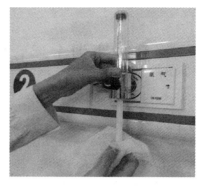

图 11-2　连接滤芯

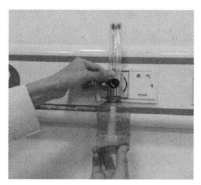

图 11-3　连接湿化瓶

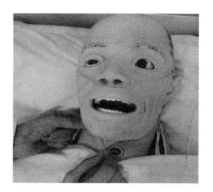

图 11-4　固定鼻氧管

实训十二 经鼻/口腔吸痰术

【情景导入】

患者，女性，75 岁，因"咳嗽、咳痰 2 天"入院。患者 2 天前受凉后出现咳嗽、咳痰症状，呈持续性发作，黏稠黄浓痰，不易咳出，且有胸闷、气紧症状。今来我院就诊，门诊以"肺部感染"收入呼吸内科。入院检查：体温（T）37.2 ℃，脉搏（P）80 次/分，血压（BP）145/90 mmHg，呼吸（R）25 次/分，SpO_2 88 %。血气分析显示：PaO_2 45 mmHg，$PaCO_2$ 38 mmHg。遵医嘱予以吸氧 4 L/min，吸痰 Prn。

【教学目标】

- 掌握经鼻/口腔吸痰术的操作流程。
- 熟悉经鼻/口腔吸痰术的适应症及注意事项。
- 了解经鼻/口腔吸痰术的用物清单。
- 具备为患者规范进行经鼻/口腔吸痰的能力。
- 注意动作轻柔，具备慎独精神，并能体现出对患者的尊重和关爱。

【实训步骤】

一、知识回顾

使用经鼻/口腔吸痰术的目的：

（1）清除呼吸道分泌物，保持呼吸通畅。

（2）促进呼吸功能恢复，改善肺通气。

（3）预防并发症发生。

二、操作步骤

1. 评估、解释

（1）评估：患者的年龄、病情、意识、治疗情况，有无将呼吸道分泌物排出的能力，心理状态及合作程度，目前患者的血氧饱和度。

（2）解释：向患者及家属解释吸痰的目的、方法、注意事项及配合要点。

2. 准备

（1）护士准备：衣帽整洁，修剪指甲，洗手，戴口罩。

（2）患者准备：了解吸痰的目的、方法、注意事项及配合要点；体位舒适，情绪稳定。

（3）环境准备：光线充足，温湿度适宜、环境安静。

（4）用物准备见表 12-1。

表 12-1　用物准备

用物	数量	用物	数量
免洗手消毒液	1 瓶	弯盘	1 个
一次性吸痰管（戴手套）	若干	500 ml 生理盐水	1 瓶
治疗碗	2 个	无菌纱布	1 张
治疗盘	1 个	一次性鼻氧管	1 根
负压吸引装置	1 套	中心供氧装置	1 套
电动吸引器	1 台	滤芯	1 根
治疗巾（布）	1 张	湿化瓶	1 个
手电筒	1 个	纸巾	1 包
听诊器	1 个	医疗垃圾桶	1 个
压脉带（固定导管用）	1 根	生活垃圾桶	1 个
执行单	1 张		

3. 核对

护士携用物至患者床旁，核对执行单、患者信息。

4. 检查、听诊

检查患者的口、鼻腔情况，如有活动义齿应取下；听诊肺部痰鸣音。

肺尖部位于锁骨中线第二肋间；肺门位于胸骨旁第四肋间；肺底部位于腋中线第六肋间。

5. 加大氧流量（根据缺氧程度视实际情况而定）

取开鼻氧管与湿化瓶连接处，调大氧流量再接上。

6. 安置卧位

患者头部转向一侧，面向操作者。

7. 检查负压

（1）中心负压装置。

连接导管、吸痰瓶、负压表；连接中心负压，打开开关，检查负压（成人 0.04 ~ 0.0533 mpa）后关闭；负压导管固定于床旁备用。

（2）电动吸引器。

连接导管、吸痰瓶；接通电源，打开开关，检查负压后关闭；负压导管固定于床旁备用。

8. 开无菌盘

洗手，按无菌操作打开无菌吸痰盘。

9. 取下鼻氧管

取纱布包裹鼻氧管前端，取下鼻氧管，固定备用；关闭氧流量表。

10. 连接、试吸

检查一次性吸痰管外包装并打开一次性吸痰管，右手戴手套，将一次性治疗巾铺于患者颌下，连接吸痰管，调节负压，试吸少量生理盐水（检查吸痰管是否通畅，润滑导管前端）。

11. 插管、吸痰

一手反折吸痰导管末端，另一戴手套的手持吸痰管前端，插入患者口咽部（10~15 cm），然后放松导管末端，左右旋转并向上提拉，先吸口咽部分泌物，再吸气管内分泌物。插管时不可有负压，以免引起呼吸道黏膜损伤。若为气管切开患者吸痰，注意无菌操作，先吸气管切开处，再吸口（鼻）部。

12. 抽吸

吸痰管退出时，用生理盐水冲管，以免分泌物堵塞吸痰管。分离吸痰管同时关闭负压，用手套包裹吸痰管弃于医疗垃圾桶内，固定吸痰导管于床头。

13. 观察

观察气道是否通畅；患者的反应，如面色、呼吸、心率、血压等；吸出痰液的色、性质、量。

14. 评价

听诊呼吸音，判断痰液是否吸净，检查患者口腔情况，用纸巾擦净患者面部分泌物。

15. 调节氧流量

护士将氧流量调至 4 L/min，为患者带好鼻氧管。

16. 整理、记录

协助患者取舒适卧位，整理床单元，分类处理用物；洗手；记录痰液的量、颜色、黏稠度、气味、患者的反应等。

【健康指导】

1. 教会清醒患者吸痰时正确配合的方法。

2. 向患者及患者家属讲解呼吸道疾病的预防保健知识。

3. 指导患者呼吸道有分泌物时应及时吸出，确保气道通畅，改善呼吸，纠正缺氧。

【注意事项】

1. 吸痰前，检查电动吸引器性能是否良好，连接是否正确。

2. 严格执行无菌技术操作，每次吸痰前应更换吸痰管。

3. 每次吸痰时间应少于 15 秒，以免造成缺氧。

4. 吸痰动作应轻稳，防止损伤呼吸道黏膜。

5. 痰液黏稠时，可配合叩击、雾化吸入等操作，提高吸痰效果

6. 电动吸引器连续使用时间不宜过久；贮液瓶内液体达 2/3 满时，应及时倾倒，避免液体过多吸入马达内损坏仪器。贮液瓶内应放少量消毒液，使吸出液不致黏附于瓶底，便于清洗消毒。

7. 如果给患者吸痰时，临床上有明显的血氧饱和度下降的问题，建议吸痰前提高氧浓度；建议在吸痰前的 30~60 秒，向儿童和成人提供 100% 的氧。

8. 建议成人和儿童使用的吸痰管（直径）要小于他们使用的气管插管的直径的 50%，婴儿则要小于 70%。

【图示】

取出手套如图 12-1 所示，戴手套如图 12-2 所示，吸痰如图 12-3 所示，包裹分离吸痰管如图 12-4 所示。

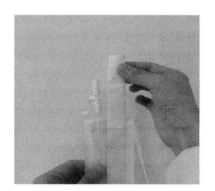

图 12-1　取出手套

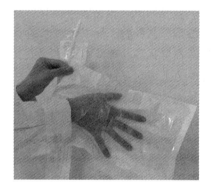

图 12-2　戴手套

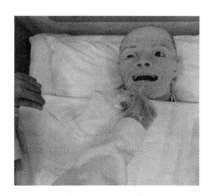

图 12-3　吸痰

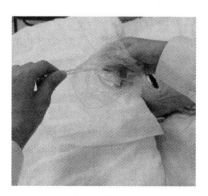

图 12-4　包裹分离吸痰管

实训十三 物理降温（乙醇拭浴）

【情景导入】

患者，男性，59 岁，因"反复发热 1 个多月，加重 1 天"入院。入院查体：体温（T）39.8 ℃，脉搏（P）105 次/分，呼吸（R）25 次/分，血压（BP）96/60 mmHg。患者于 1 月前因受凉出现发热，且反复发作，家属诉发热时家中自行测体温在 37 ℃～38 ℃波动，伴阵发性咳嗽、咳痰，咳黄白色黏痰，痰不易咳出。入院后积极完善相关检查，予以对症治疗。现护士遵医嘱予以乙醇拭浴物理降温。

【教学目标】

- 掌握乙醇拭浴物理降温的操作流程。
- 熟悉乙醇拭浴物理降温的适应症、禁忌症及注意事项。
- 了解乙醇拭浴物理降温的生理效应和继发效应的特点。
- 具备为患者规范进行乙醇拭浴物理降温的能力。
- 具备在操作过程中密切观察患者局部和全身反应的能力。
- 加强与患者沟通交流，关心患者。
- 保护患者隐私，避免因实施物理降温给患者带来不必要的伤害。

【实训步骤】

一、知识回顾

乙醇拭浴作为常用的全身冷疗法，常用于高热患者的物理降温。乙醇是一种挥发性的液体，拭浴时在皮肤上迅速蒸发，吸收和带走机体大量的热量，同时，乙醇又具有刺激皮肤使血管扩张的作用，因而其散热能力较强。

二、操作步骤

1. 评估、解释

（1）评估：患者的年龄、病情、体温、意识、治疗情况、有无乙醇过敏史、皮肤状况、活动能力、合作程度及心理状态。

（2）解释：向患者及家属解释乙醇拭浴的目的、方法、注意事项及配合要点。

2. 准备

（1）护士准备：衣帽整洁，修剪指甲，洗手，戴口罩。

（2）患者准备：了解乙醇拭浴的目的、方法、注意事项及配合要点；体位舒适、愿意合作，按需排尿。

（3）环境准备：调节室温、关闭门窗，必要时床帘遮挡。

（4）用物准备见表13-1。

表 13-1　用物准备

用物	数量	用物	数量
免洗手消毒液	1瓶	热水袋及套	1个
小毛巾	1条	干净衣裤	1套
脸盆	1个	冰袋	1个
温度30 ℃的25%～35%乙醇	200～300 ml	医疗垃圾桶	1个
水温计	1根	生活垃圾桶	1个
浴巾	2条		

3. 核对

护士携用物至患者床旁，核对患者床号、姓名、腕带。

4. 置冰袋、热水袋

冰袋置于患者头部，热水袋置于患者足底。

5. 松被尾、脱衣

拉上床帘，保护患者隐私，松开被盖，协助患者脱去上衣，浴巾遮盖。

6. 拭浴

（1）拭浴方法：脱去衣裤，大毛巾垫于拭浴部位下，小毛巾浸入乙醇，拧至半干，缠于手上成手套状，以离心方向拭浴，拭浴毕，用大毛巾擦干皮肤。

（2）拭浴顺序：

①双上肢：患者取仰卧位，按以下顺序拭浴：

颈外侧→肩→上臂外侧→前臂外侧→手背

侧胸→腋窝→上臂内侧→前臂内侧→手心

至腋窝、肘窝手心处稍用力并延长停留时间，以促进散热。

②腰背部：患者取侧卧位，从颈下→肩部→臀部。拭浴毕，穿好上衣。

③双下肢：患者取仰卧位，按以下顺序拭浴：

外侧：髂骨→下肢外侧→足背

内侧：腹股沟→下肢内侧→内踝

后侧：臀下→大腿后侧→腘窝→足跟

至腹股沟、腘窝处稍用力并延长停留时间，以促进散热。

（3）时间：每侧（四肢、背腰部）3 分钟，全过程 20 分钟以内。

7. 观察

观察患者有无出现寒战、面色苍白、脉搏和/或呼吸异常等情况，如有异常，立即停止拭浴，及时处理。

8. 操作后处理

（1）拭浴毕，取下热水袋，根据需要更换干净衣裤，协助患者取舒适体位。

（2）整理床单元，开窗，拉开床帘。

（3）用物处理。

9. 洗手、记录

洗手；记录拭浴时间、效果、反应，便于评价。拭浴后 30 分钟测量体温，若低于 39 ℃，取下头部冰袋，在体温单上记录降温后的体温。

【健康指导】

1. 向患者及家属解释全身降温的目的、作用、方法。
2. 说明全身降温应达到的治疗效果。

【注意事项】

1. 拭浴过程中，注意观察患者局部皮肤情况及患者反应。
2. 因心前区用冷可导致反射性心率减慢、心房纤颤、心室纤颤、房室传导阻滞等，腹部用冷易引起腹泻，足底用冷可导致反射性末梢血管收缩影响散热或引起一过性冠状动脉收缩，故心前区、腹部、后颈、足底为拭浴的禁忌部位。因儿童乙醇拭浴皮肤易造成中毒、甚至导致昏迷和死亡，血液病患者用乙醇拭浴易导致或加重出血，故儿童及血液病高热患者禁用乙醇拭浴。
3. 拭浴时，以拍拭（轻拍）方式进行，避免用摩擦方式，因摩擦易生热。

【图示】

足底保暖如图 13-1 所示，小毛巾包裹成手套状如图 13-2 所示，近心端向远心端手臂拭浴如图 13-3 所示，背部拭浴如图 13-4 所示。

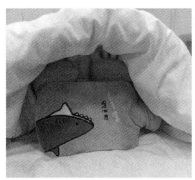

图 13-1　足底保暖

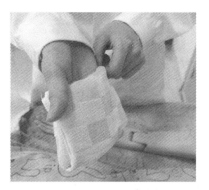

图 13-2　小毛巾包裹成手套状

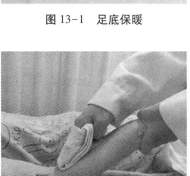

图 13-3　近心端向远心端手臂拭浴

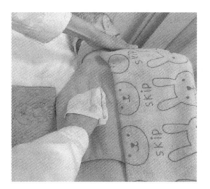

图 13-4　背部拭浴

实训十四　鼻饲法

【情景导入】

患者，男性，57 岁，因"右侧肢体无力 5 个多小时，伴失语 2 个多小时"入院。急诊完善头颅 MRI 及胸部 CT、检查结果显示右侧基底节区脑软化灶改变，诊断为脑梗死。急诊床旁心电图：窦性心律；洼田饮水试验二级，吞咽困难，饮水呛咳，收入神经内科。入科后体格检查：体温（T）36.2 ℃；呼吸（R）20 次/分；脉搏（P）80 次/分；血压（BP）143/86 mmHg。经治疗病情稳定，但不能自主进食，遵医嘱予以肠内营养混悬液（能全力）200 ml qid。

【教学目标】

- 掌握鼻饲法的操作流程。
- 熟悉鼻饲法的适应症及注意事项。
- 熟悉肠内营养的并发症。
- 了解肠内营养的制剂种类。
- 具备规范进行鼻饲法管饲饮食及检查胃管是否在胃内的能力。
- 具有依法行护、严谨求实的工作态度。
- 具有关爱生命、全心全意为护理对象健康服务的专业精神。

【实训步骤】

一、知识回顾

1. 使用鼻饲法的目的

对不能自行经口进食患者以鼻胃管供给食物和药物，以维持患者营养和治疗的需要。

2. 鼻饲法的对象

（1）昏迷患者。

（2）口腔疾病患者或口腔手术后患者，上消化道肿瘤等引起吞咽困难的患者。

（3）不能张口的患者，如破伤风患者。

（4）其他患者，如早产儿、病情危重者、拒绝进食者等。

二、操作步骤

1. 评估、解释

（1）评估：患者的年龄、病情、意识、鼻腔的通畅性、心理状态及合作程度。患者鼻腔黏膜有无肿胀、炎症、出血，有无鼻中隔偏曲、鼻息肉、活动义齿，有无食管疾病及通气情况。

（2）解释：向患者及家属解释操作的目的、过程及操作中配合方法。

2. 准备

（1）护士准备：衣帽整洁，修剪指甲，洗手，戴口罩。

（2）患者准备：了解操作的目的、操作过程及注意事项，愿意配合，鼻腔通畅。

（3）环境准备：光线充足，环境宽敞，清洁，无异味。

（4）用物准备见表14-1。

表 14-1 用物准备

用物	数量	用物	数量
免洗手消毒液	1 瓶	胃管标识贴	1 张
一次性胃管包	1 个	L 型导管固定贴	1 个
胶布	1 卷	留置针敷贴	1 张
肠内营养混悬液（能全力）	200 ml	橡皮圈	1 个
无菌纱布	2 张	50 ml 空针	1 个
漱口杯	1 个	治疗碗	1 个
手电筒	1 个	听诊器	1 个
棉签	1 包	别针	1 个
一次性治疗巾	1 张	弯盘	1 个
薄膜手套	1 包	生活垃圾桶	1 个
医疗垃圾桶	1 个	执行单	1 张

3. 核对

护士携用物至患者床旁，核对执行单、患者、鼻饲液等信息。

4. 清洁鼻腔

观察鼻腔，选择通畅一侧；用棉签蘸取温开水清洁鼻腔。有义齿者取下义齿。

5. 做好标识

放平床头，做好剑突标识。

6. 铺巾置盘备胶布

护士消毒双手，检查一次性胃管包的有效期及密封性，打开一次性胃管包外层，放于治疗车上；取出一次性治疗巾，将治疗巾围至患者颌下，并将弯盘置于口角旁；准备胶布2条、留置针敷贴、L 型导管固定贴，放于治疗巾上。

7. 测量胃管长度

戴手套，检查胃管；测量胃管长度；

成人：用镊子夹持胃管测量自前额发际至剑突的距离或者自鼻尖经耳垂至剑突的距离，（一般成人插入长度为 45~55 cm，应根据患者身高等确定个体化长度。为防止反流、误吸或需经胃管注入刺激性药物时插管长度应在 55 cm 以上）。

8. 摆体位

护士（助手）摇高床头，清醒患者取半坐位或坐位，昏迷患者取去枕平卧位，头向后仰。

9. 润滑胃管

取石蜡油棉球润滑胃管前端。

10. 插胃管

（1）清醒患者插管时：

左手托住胃管末端，右手用镊子夹持胃管前端，沿选定侧鼻孔轻轻插入；插入 10~15 cm（咽喉部）时，嘱患者做吞咽动作，同时顺势将胃管轻轻插入。插胃管至预定长度，在鼻翼处暂固定。

（2）昏迷患者插管时：

插管前先去枕并使患者头后仰，当胃管插入约 15 cm 时，护士左手将患者头部托起，使下颌靠近胸骨柄，缓慢插入至预定长度，在鼻翼处暂固定。

11. 观察处理

（1）患者出现剧烈恶心、呕吐，可暂停插入，嘱其深呼吸或张口呼吸。

（2）患者出现咳嗽、呼吸困难或面色发绀等现象，表明胃管误入气管，应立即停止插入并撤出胃管，休息片刻再重新插入。

（3）插入不畅时，应检查口腔，查看胃管是否盘在口腔内。

（4）继续插入到预定长度，如遇到阻力可将胃管抽回一小段，再小心插入。

12. 确定胃管在胃内

（1）抽：用注射器抽吸到胃内容物。

（2）听：向胃管内注入 10 ml 空气，置听诊器在左上腹胃部听气过水声。

（3）看：将胃管末端置于水杯内，看有无气泡溢出。

13. 固定胃管

确认胃管在胃内后用 L 型固定贴、留置针敷贴将胃管妥善固定。

14. 灌注食物

测量鼻饲液温度（38 ℃~40 ℃）。

连接注射器于胃管末端，抽吸见有胃液抽出，再注入少量温开水；每次灌注食物前都应确定胃管在胃内及胃管是否通畅，了解有无胃潴留；温开水可润滑管腔，防止鼻饲液黏附于管壁；遵医嘱缓慢灌入鼻饲液或药物，速度不能快于 30 ml/min；每次用注射器抽吸鼻饲液时，应反折胃管末端，避免灌入空气，引起腹胀；鼻饲完毕，再次注入少量温开水冲净胃管（防止鼻饲液积存于管腔中变质造成胃肠炎或堵塞管腔），关闭胃管末端；洗净鼻饲用的注射器备用，脱下一次性手套。

15. 处理胃管末端

反折胃管末端用纱布包裹，再用橡皮筋扎紧；用别针固定于大单、枕旁或患者衣领处；贴好胃管标识。

16. 操作后处理

协助患者清洁鼻腔、口腔；整理用物、床单元；嘱患者维持原卧位 20~30 分钟；洗手并记录鼻饲液种类、量，插管时间、患者反应等。

17. 拔管

（1）携用物至床旁，核对、解释。

（2）铺一次性治疗巾，置弯盘于患者颌下；夹闭的胃管末端置于弯盘，揭去面部的胶布。

（3）戴一次性手套，取纱布，近鼻孔处胃管用纱布包裹，嘱患者深呼吸，在患者呼气时拔管；边拔边用纱布擦拭胃管，到咽喉处快速拔出。用手套包裹胃管丢入医疗垃圾桶。

（4）清洁患者口、鼻、面部，擦去胶布痕迹；协助患者漱口，移除治疗巾和弯盘。

（5）协助患者取舒适卧位；整理床单元，清理用物。

（6）洗手并记录拔管时间和患者反应。

【健康指导】

1. 为患者讲解管饲饮食的目的、操作过程，减轻患者焦虑。
2. 为患者讲解鼻饲液的温度、时间、量，胃管的冲洗、患者卧位等。
3. 向患者介绍更换胃管的知识。
4. 告诉患者若鼻饲后有不适，应及时告知医护人员。

【注意事项】

1. 插管时动作应轻柔，避免损伤食管黏膜，尤其是通过食管 3 个狭窄部位（环状软骨水平处，平气管分叉处，食管通过膈肌处）时。

2. 插入胃管至 10~15 cm（咽喉部）时，若为清醒患者，嘱其做吞咽动作；若为昏迷患者，则用左手将其头部托起，使下颌靠近胸骨柄，以利插管。

3. 插入胃管过程中如果患者出现呛咳、呼吸困难、发绀等，表明胃管误入气管，应立即拔出胃管，协助患者休息后再行插入。

4. 每次鼻饲前应确认胃管在胃内且通畅，并用少量温开水冲洗后再进行喂食，鼻饲完毕后再次注入少量温开水，防止鼻饲液凝结。

5. 每次鼻饲液量不超过 200 ml，间隔时间不少于 2 小时，避免注入速度过快和注入空气，鼻饲液温度保持在 38 ℃ ~42 ℃，新鲜果汁与乳汁分别注入，防止产生凝块。

6. 长期鼻饲者应每天进行 2 次口腔护理，并定期更换胃管，普通胃管每周更换一次，硅胶胃管每月更换一次。

【图示】

插胃管手法如图 14-1 所示，胃管暂固定如图 14-2 所示，灌注鼻饲液如图 14-3 所示，拔胃管如图 14-4 所示。

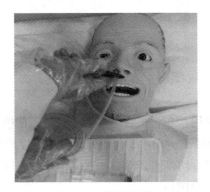

图 14-1　插胃管手法

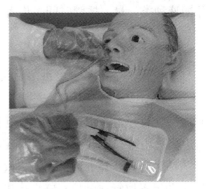

图 14-2　胃管暂固定

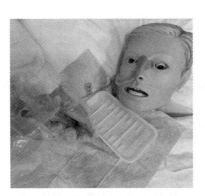

图 14-3　灌注鼻饲液

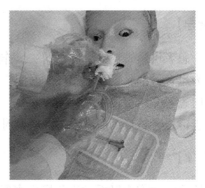

图 14-4　拔胃管

实训十五 留置导尿术

【情景导入】

患者，女性，65岁，因"下腹部胀痛2天多"入院。入院前两天，患者无明显诱因出现下腹部胀痛，伴有腰骶部疼痛，偶有肛门坠胀感，白带多，质黏稠，无恶心呕吐，无腹泻，无寒战发热，无尿频、尿急、尿痛等不适，为求进一步诊治，遂至门诊就诊。妇科彩超提示"子宫肌瘤、宫颈囊肿"。入院后，积极完善相关检查和术前准备，拟于今日在全麻下进行"子宫肌瘤切除术"，护士遵医嘱予以术前留置导尿。

【教学目标】

- 掌握留置导尿术的操作流程。
- 熟悉留置导尿术的适应症及注意事项。
- 了解留置导尿术的用物清单。
- 具备为患者规范进行留置导尿的能力。
- 注重患者隐私的保护，具备人文关怀意识。
- 严格进行无菌操作，具备无菌意识。

【实训步骤】

一、知识回顾

留置导尿的目的：

（1）抢救危重患者时正确记录每小时尿量，测定尿比重，以观察病情变化。

（2）盆腔手术排空膀胱，避免手术中误伤。

（3）泌尿系统疾病术后留置导尿管，以便引流和冲洗，促进伤口的愈合。

（4）为尿失禁或会阴部有伤口的患者引流尿液，以便保持皮肤的清洁干燥。

（5）为尿失禁患者进行膀胱功能的训练。

二、操作步骤

1. 评估、解释

（1）评估：患者的病情、临床诊断、治疗情况、合作程度等。

（2）解释：向患者解释操作的目的、方法、注意事项及配合要点。

2. 准备

（1）护士准备：衣帽整洁，修剪指甲，洗手，戴口罩。

（2）患者准备：了解留置导尿术的目的、操作过程及需配合的事项；能自理的患者自行清洗外阴；对于不能自理者，护士帮助其清洗外阴。

（3）环境准备：光线充足，温湿度适宜，拉好隔帘，请无关人员回避。

（4）用物准备见表15-1。

表15-1 用物准备

用物	数量	用物	数量
免洗手消毒液	1瓶	导管固定贴	1个
一次性导尿包	1个	标签贴	若干
男/女导尿模型	1个	医疗垃圾桶	1个
尿管标识贴	1个	生活垃圾桶	1个

3. 核对

护士携用物至患者床旁，核对患者、执行单、腕带。

4. 检查皮肤

评估患者膀胱充盈度、会阴部皮肤黏膜情况及清洁度。

5. 安置卧位

松开床尾被子，帮助患者脱去对侧裤腿盖在近侧腿部，对侧腿用被子遮盖；协助患者取屈膝仰卧位，两腿略外展，暴露外阴。

6. 打开一次性导尿包初次消毒

护士消毒双手，检查一次性导尿包的有效期及密封性，打开导尿包外层，放于治疗车上，取出一次性治疗巾，展开后垫于患者臀下；取碘伏棉球袋，撕开包装，将棉球置于弯盘内；弯盘放于两腿之间近会阴处，左手戴无菌手套，右手持镊子夹取消毒液棉球。

女性患者消毒顺序：阴阜、对侧大阴唇、近侧大阴唇，再用戴手套的手抓取无菌纱布分开大阴唇，消毒对侧小阴唇、近侧小阴唇、尿道口；将污棉球、纱布置于弯盘内。消毒完毕，护士脱下手套置于弯盘内，将弯盘放于医疗垃圾桶中。

男性患者消毒顺序：阴阜、阴囊、阴茎，再用戴手套的手抓取无菌纱布将阴茎包皮向后推暴露尿道口，向外向后旋转擦拭消毒尿道口、龟头及冠状沟；污棉球、纱布置于弯盘内。消毒完毕，护士脱下手套置于弯盘内，将弯盘放于医疗垃圾桶中。

7. 打开一次性导尿包内层

护士用免洗手消毒液消毒双手后，将导尿包放在患者两腿之间，按无菌技术操作原则打开导尿包内层。

8. 戴无菌手套,铺孔巾

护士取出无菌手套,按无菌技术操作原则戴好无菌手套,取出孔巾,将孔巾铺在患者的外阴处并暴露尿道口。

9. 整理用物,润滑尿管

按操作顺序整理好用物,检查尿管及气囊,检查集尿袋,将集尿袋与尿管连接;拆开碘伏棉球、石蜡油棉球的包装袋。用石蜡油棉球润滑导尿管至 Y 型接口处。

10. 再次消毒

弯盘移至近外阴处进行再次消毒。女性患者消毒顺序为尿道口、对侧小阴唇、近侧小阴唇、尿道口。男性患者消毒顺序为尿道口、龟头、冠状沟,消毒尿道口时注意用纱布包住阴茎将包皮向后推使其充分暴露。消毒尿道口时,护士应稍停片刻,以充分发挥消毒液的消毒效果。每个棉球限用一次,避免已消毒部位被污染。消毒完毕,将污棉球、镊子及弯盘移至床尾。

11. 插导尿管

护士将另一弯盘移至会阴处,嘱咐患者张口呼吸,用另一把镊子夹持导尿管,对准尿道口轻轻插入尿道。对于女性患者:护士应一手用无菌纱布暴露尿道口,另一手用镊子夹持导尿管轻轻插入尿道,见尿后再插入 5~7 cm,将尿液引入集尿袋内。对于男性患者:护士应一手持无菌纱布固定阴茎并提起使之与腹壁成 60° 角(使耻骨前弯消失,利于插管),另一只手持镊子夹持导尿管对准尿道口轻轻插入尿道,见尿液后插入至 Y 型接口处,将尿液引入集尿袋内。

12. 固定

连接注射器向气囊注入 15 ml 溶液,轻拉导尿管有阻力感,即证实导尿管固定于膀胱内(男性须复原包皮);脱手套,撤下孔巾,夹闭引流管,将集尿袋固定于床沿,开放导尿管;将一次性导尿用物置于医疗垃圾桶中。

13. 操作后处理

擦净患者会阴部碘伏,取出一次性治疗巾,协助患者穿上裤子,取舒适卧位;洗手,检查固定贴有效期、填写尿管标识贴、集尿袋标签贴;固定尿管,在气囊侧贴上尿管标识,于集尿袋背面贴上标签;洗手,记录。

【健康指导】

1. 护士向患者及其家属解释留置导尿的目的和护理方法,并鼓励其主动参与护理。

2. 护士向患者及其家属说明摄取足够的水分和进行适当的活动对预防泌尿道感染的重要性。尿量每天应维持在 2 000 ml 以上,从而达到自然冲洗尿道的目的,以降低尿道感染的概率,同时也可预防尿结石的形成。

3. 注意保持引流通畅,避免导尿管受压、扭曲、堵塞等导致的泌尿系统感染。

4. 在患者离床活动时，护士应将导尿管远端固定在患者大腿上，以防导尿管脱出。集尿袋的高度不得超过膀胱的高度并避免挤压，防止尿液反流，导致感染的发生。

【注意事项】

1. 严格执行核对制度和无菌操作原则，防止医源性感染。
2. 注意保护患者自尊和隐私。
3. 消毒棉球每个限用一次，禁止来回涂擦。
4. 为女患者导尿时，如导尿管误入阴道，应换管重新插入。
5. 插管时动作要轻柔，以免损伤尿道黏膜。
6. 对膀胱高度膨胀且极度虚弱的患者，第一次放尿不应超过 1 000 ml。

【图示】

留置导尿的用物准备如图 15-1 所示，男性患者尿道口消毒方法如图 15-2 所示，气囊充气如图 15-3 所示，尿管固定方法如图 15-4 所示。

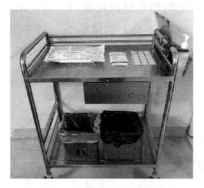

图 15-1　留置导尿的用物准备

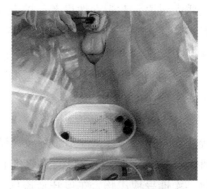

图 15-2　男性患者尿道口消毒

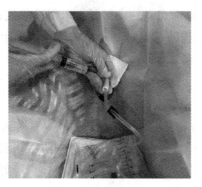

图 15-3　气囊充气

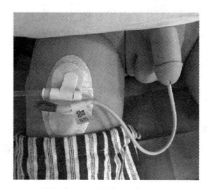

图 15-4　尿管固定方法

实训十六　大量不保留灌肠法

【情景导入】

患者，女性，65 岁，经诊断为慢性阻塞性肺疾病，伴急性下呼吸道感染。入院时，体温 38.7 ℃，脉搏 103 次/分，呼吸 21 次/分，血压 122/77 mmHg，血氧饱和度 92%。胸廓：桶状胸；肺部视诊：呼吸运动正常，肋间隙增宽；触诊：语颤减弱，无胸膜摩擦感，无皮下捻发感；叩诊：过清音；听诊：两肺呼吸音清晰，闻及少量湿啰音。胸部 CT 见肺气肿。入院后 3 天，患者症状明显缓解，但一直未解大便，经饮食调节与一般护理措施后无改善，护士遵医嘱 0.9% 生理盐水 500 ml 进行大量不保留灌肠。

【教学目标】

- 掌握大量不保留灌肠的操作流程。
- 熟悉大量不保留灌肠的适应症及注意事项。
- 了解大量不保留灌肠的用物清单。
- 具备为患者规范进行大量不保留灌肠和指导患者建立正常排便习惯的能力。
- 注重患者隐私的保护，具备人文关怀意识。
- 严格进行无菌操作，具备无菌意识。

【实训步骤】

一、知识回顾

使用大量不保留灌肠法的目的：

（1）解除便秘，排除肠内积气。

（2）清洁肠道，为手术、检查等做准备。

（3）稀释和清除肠道内有害物质，减轻中毒。

（4）为高热、中暑患者降温。

二、操作步骤

1. 评估、解释

（1）评估：患者的年龄、病情、临床诊断、意识状态、心理状况及理解配合能力。

（2）解释：向患者解释操作的目的、方法、注意事项及配合要点。

2. 准备

（1）护士准备：衣帽整洁，修剪指甲，洗手，戴口罩。

（2）患者准备：了解大量不保留灌肠的目的、操作过程及需配合的事项。

（3）环境准备：光线充足，温湿度适宜，拉好隔帘，请无关人员回避。

（4）用物准备见表 16-1。

表 16-1　用物准备

用物	数量	用物	数量
治疗车	1 辆	弯盘	1 个
治疗盘	1 个	0.9%生理盐水	500 ml
灌肠模型	1 个	液状石蜡	1 瓶
免洗手消毒液	1 瓶	棉签	1 包
一次性治疗巾	2 张	水温计	1 个
一次性灌肠袋	1 个	卫生纸	1 包
PE 手套	1 包	医疗垃圾桶	1 个
便盆	1 个	生活垃圾桶	1 个

3. 核对

携用物至患者床旁，核对患者、执行单、腕带。

4. 安置卧位

协助患者取左侧卧位，双腿屈膝，裤腿退至膝部，臀部与床沿平齐。注意保暖，不要过度暴露。

5. 垫巾、置盘

检查一次性治疗巾的有效期，取出并将一次性治疗巾垫于患者臀下，将弯盘置于患者肛门处。

6. 测量温度

灌肠时，溶液温度为 39 ℃~41 ℃（降温时，溶液温度为 28 ℃~32 ℃。中暑时，溶液温度为 4 ℃）。

7. 检查、挂液

护士检查一次性灌肠袋是否在有效期内，包装是否完好。打开一次性灌肠袋，关闭调节阀，倒入灌肠液。灌肠筒挂于输液架上，筒内液面高于肛门 40~60 cm。

8. 润滑、排气

护士消毒双手，戴手套。取棉签蘸取适量液状石蜡，润滑肛管前端。护士打开调节阀，倒置茂菲氏滴管，待液面达滴管的 1/2~2/3 处时。转正肛管，排尽空气，关闭调节阀。

9. 插管

护士用一只手持卫生纸分开患者臀部，暴露肛门，嘱咐其深呼吸；用另一只手持肛管轻轻插入肛门 7~10 cm（如插管受阻，可退出少许，旋转后缓缓插入），固定肛管。

10. 灌液

松开调节器，使灌肠液缓缓流入。

11. 观察

护士应观察灌肠液的灌入速度和患者情况：若液面下降过慢或停止下降，可能是因为肛管前端堵塞，护士可移动或挤捏肛管；若患者感觉腹胀或有便意，护士可嘱咐其张口深呼吸，并降低灌肠袋高度或关闭调节器片刻，以减轻患者的不适感；若患者出现面色苍白、出冷汗、剧烈腹痛、心慌气促、脉搏加快等症状，护士应立即停止灌肠，并通知医生。

12. 拔管

待灌肠液即将流尽时，护士关闭调节器，用卫生纸包裹肛管并拔出，擦净肛门，取下灌肠袋并将其置于医疗垃圾桶内。脱下手套，消毒洗手。

13. 保留灌肠液

护士协助患者穿好衣裤，取舒适卧位，尽可能保留 5~10 分钟后排便。

14. 协助排便

对于不能下床的患者，护士应将便盆、卫生纸、呼叫器置于易取处。协助能下床的患者到卫生间排便。

15. 操作后处理

排便后及时取出便盆，擦净肛门，协助患者穿好衣裤，整理床单元，开窗通风。观察大便性状，必要时留取大便标本。洗手，记录。

【健康指导】

1. 护士向患者及其家属介绍保持正常排便习惯的重要性。
2. 护士向患者及其家属介绍保持健康生活习惯以维持正常排便。
3. 指导患者掌握灌肠时的配合方法。

【注意事项】

1. 急腹症、消化道出血、妊娠、严重心血管疾病等患者禁止灌肠。伴有系统肠道疾病或肛门疾病不适宜灌肠。
2. 伤寒患者灌肠，溶液不得超过 500 ml，液面距肛门不超过 30 cm。
3. 为肝昏迷患者灌肠时，禁用肥皂水，以减少氨的产生和吸收；为充血性心力衰竭和水钠潴留患者灌肠时，禁用 0.9%氯化钠溶液。

4. 护士应掌握灌肠液的温度、浓度、流速、压力和量。

5. 在操作时患者如有腹胀或便意，护士应嘱咐患者张口深呼吸，以减轻不适感。

6. 灌肠过程中应注意观察患者的病情变化，若患者出现面色苍白、出冷汗、剧烈腹痛、心慌气促、脉搏加快等症状，护士应立即停止灌肠，并通知医生配合处理。

【图示】

大量不保留灌肠的用物准备如图 16-1 所示，测温如图 16-2 所示，排气如图 16-3 所示，灌液如图 16-4 所示。

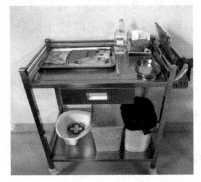

图 16-1　大量不保留灌肠的用物准备

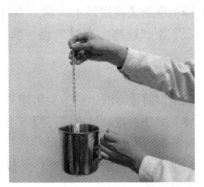

图 16-2　测温

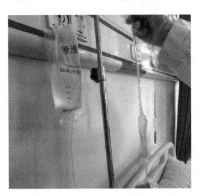

图 16-3　排气

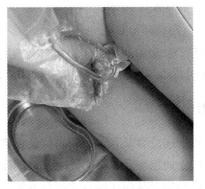

图 16-4　灌液

实训十七　抽吸药液法

【情景导入】

患者，男性，56 岁。因"因乏力、纳差、腹胀 2+天"入院，诊断为肝硬化。患者既往有乙型肝炎病史，无药物过敏史，无手术史。入科时，体温 36.2 ℃，脉搏 82 次/分，呼吸 18 次/分，血压 140/85 mmHg，指尖血糖 15.2 mmol/L。护士遵医嘱予以速效胰岛素6u，H，st。入科后第二天，患者白天尿量 300 ml，主诉腹胀，护士遵医嘱予以呋塞米20 mg 静脉注射（iv st）；当天下午因食欲差，未进食，患者诉心慌、出冷汗，监测指尖血糖 2.5 mmol/L，护士遵医嘱予以 50%葡萄糖溶液（GS）20 ml iv st。

【教学目标】

- 掌握自安瓿、密封瓶内抽吸药液的操作流程。
- 熟悉自安瓿、密封瓶内抽吸药液的注意事项。
- 了解自安瓿、密封瓶内抽吸药液的用物清单。
- 具备规范的从安瓿、密封瓶抽吸药物的能力。
- 具备无菌意识和严格核对的职业素养。

【实训步骤】

一、知识回顾

抽吸药液的目的：用注射器抽吸适量药液，为注射做准备。

二、操作步骤

1. 准备

（1）护士准备：衣帽整洁，修剪指甲，洗手，戴口罩。

（2）环境准备：安静、整洁，光线充足。

（3）用物准备见表 17-1。

表 17-1　用物准备

用物	数量	用物	数量
免洗手消毒液	1 瓶	弯盘	1 个
口罩	1 个	密封瓶（速效胰岛素）	1 个

表17-1(续)

用物	数量	用物	数量
小安瓿(2 ml)	1个	20 ml注射器	1个
大安瓿(20 ml)	1个	1 ml注射器	1个
0.5%碘伏消毒液	1瓶	2 ml注射器	1个
无菌棉签	1包	注射执行单	1张
无菌纱布	1包	锐器桶	1个
砂轮	1个	生活垃圾桶	1个
治疗盘	1个	医疗垃圾桶	1个
治疗巾(布)	1张		

2. 自密封瓶中抽吸药液

(1)核对。护士核对执行单,仔细核对药液的名称、浓度、剂量、有效期、药液的质量(如药物为结晶或粉剂,还需以相同方法检查注射用水或专用溶媒)。

(2)去盖。护士去除密封瓶外盖。

(3)消毒。护士取出棉签,蘸取适量0.5%碘伏消毒液自瓶盖中心向外螺旋形消毒至瓶颈,待干。同法消毒2次。

(4)抽吸药液。操作如下:

①护士检查注射器有效期、规格,取出并接好针头,调节针尖斜面向下,松动活塞。同时向密封瓶内吸入与所抽药液等量的空气。

②护士用左手将密封瓶夹于食指和中指之间,拇指固定针筒,无名指固定针栓。

③护士倒转药瓶,右手持注射器使针头在液面下,注入空气,拉动活塞柄,抽吸所需剂量的药物。抽吸完毕,右手食指固定针栓将注射器取出,单手回套针帽。

(5)排尽空气。护士用左手持注射器,食指固定针栓,将针头垂直向上,右手轻拉活塞柄,使针头中的药液回抽至注射器的空筒中,并使气体聚集于乳头根部,然后轻推活塞,驱出气体至针乳头处。

(6)核对标签。护士再次进行核对,标签贴于背对刻度一侧,放于无菌注射盘内备用。

3. 自小安瓿中抽吸药液

(1)核对。护士核对执行单,仔细核对药液的名称、浓度、剂量、有效期、药液的质量,确保无误。

(2)划痕。护士用手指轻弹安瓿颈部,将安瓿尖和颈部的药液弹至体部。取砂轮、在安瓿颈部与体部之间划一道环形锯痕(安瓿颈部如有蓝点标记则不划痕)。

(3)消毒。护士取出棉签,蘸取适量0.5%碘伏消毒液自安瓿颈部螺旋形消毒至顶部,待干;同法消毒 2 次。

(4)折断安瓿。护士用纱布包裹安瓿颈部,折断安瓿(对于有蓝点标记的安瓿,护士用纱布将其包裹,拇指按住蓝点将其折断),将折下的安瓿颈部置于锐器桶中。

(5)抽吸药液操作如下:

①护士检查注射器有效期、规格,取出并接好针头,调节针尖斜面向下,松动活塞。

②护士取下针帽,用右手持注射器,左手将小安瓿夹于食指和中指之间,拇指固定针筒,无名指固定针栓。

③护士用右手将针头斜面向下放入安瓿内的液面内,用右手拉动活塞柄抽吸药液。抽吸完毕,右手食指固定针栓将注射器取出,单手回套针帽。

④排尽空气。护士左手持注射器,将针头垂直向上;右手轻拉活塞柄,使针头中的药液回抽到针筒中,并使气体聚集于乳头根部,然后轻推活塞,驱出气体至针乳头处。

⑤核对标签。护士再次进行核对,将空安瓿固定在注射器旁,标签贴于背对刻度一侧,放于无菌注射盘内备用。

4. 自大安瓿中抽吸药液

(1)核对。护士核对执行单,仔细核对药液的名称、浓度、剂量、有效期、药液的质量,确保无误。

(2)划痕。护士用手指轻弹安瓿颈部,将安瓿尖和颈部的药液弹至体部。取砂轮、在安瓿颈部与体部之间划一道环形锯痕(安瓿颈部如有蓝点标记则不划痕)。

(3)消毒。护士取出棉签,蘸取适量 0.5%碘伏消毒液自安瓿颈部螺旋形消毒至顶部,待干;同法消毒 2 次。

(4)折断安瓿。护士用纱布包裹安瓿颈部,折断安瓿(对于有蓝点标记的安瓿,护士用纱布将其包裹,拇指按住蓝点将其折断),将折下的安瓿颈部置于锐器桶中。

(5)抽吸药液操作如下:

①护士检查注射器有效期、规格,取出并接好针头,调节针尖斜面向下,松动活塞。

②护士取下针帽,用右手持注射器,用左手的拇指和食指固定大安瓿,其余三指固定针筒(中指固定针栓)。

③护士用右手将针头斜面向下放入安瓿内的液面内,拉动活塞柄抽吸药液。抽吸完毕,右手食指固定针栓将注射器取出,单手回套针帽。

④排尽空气。护士左手持注射器,将针头垂直向上;右手轻拉活塞柄,使针头中的药液回抽到针筒中,并使气体聚集于乳头根部,然后轻推活塞,驱出气体至针乳头处。

⑤核对标签。护士再次进行核对,将空安瓿固定在注射器旁,标签贴于背对刻度一侧,放于无菌注射盘内备用。

5. 操作后处理

整理用物、洗手。

【注意事项】

1. 护士严格执行无菌操作原则和核对制度。

2. 吸药时，护士应握住活塞柄，不可触及活塞体部，同时要保持针梗和针尖无菌。针栓不可深入安瓿内，以免污染药液。

3. 排气时，不可浪费药液，以免影响药量的准确性。

4. 根据药液的性质吸取药液：混悬剂摇匀后立即吸取；吸取结晶、粉剂药物时，用无菌生理盐水、注射用水或专用溶媒将其充分溶解后吸取；油剂可稍加温（药液遇热易破坏者除外）后，用稍粗针头吸取。

5. 药液最好现用现抽吸，避免药液污染和效价降低。

6. 吸尽药液的空安瓿或密封瓶要暂时保留，以便核对。

【图示】

抽吸药液的用物准备如图 17-1 所示，自小安瓿中抽吸药液如图 17-2 所示，自大安瓿中抽吸药液如图 17-3 所示，自密封瓶中抽吸药液如图 17-4 所示。

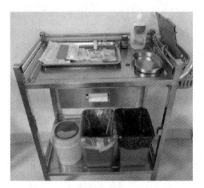

图 17-1　抽吸药液的用物准备

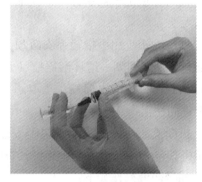

图 17-2　自小安瓿中抽吸药液

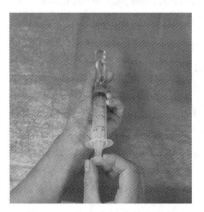

图 17-3　自大安瓿中抽吸药液

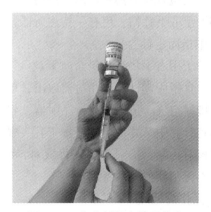

图 17-4　自密封瓶中抽吸药液

实训十八　皮试液配制

【情景导入】

患者，女性，66岁，因"咳嗽、咳痰1周"入院。患者于1周前因受凉后出现咳嗽、咳白色泡沫痰，量多易咳出，夜间及晨起症状明显加重，伴咽痒，无气紧，无畏寒发热，无潮热盗汗，无恶心呕吐，无腹痛腹泻等症状。院外予以口服抗炎止咳药物治疗，咳嗽仍明显，咳白色黏痰，夜间明显加重，故来院就诊。门诊行胸部CT检查提示：双肺胸膜下少许炎症病变，为进一步诊治门诊以"肺炎"收入住院。患者起病以来，精神、睡眠欠佳，饮食尚可，二便正常，体重无明显变化。否认药物过敏史，入院后完善相关检查，护士遵医嘱予以青霉素钠皮试。

【教学目标】

- 掌握皮试液配制的方法。
- 熟悉皮试液配制的目的和意义。
- 了解皮试液配制的用物清单。
- 具备准确配制青霉素皮内试验液，正确判断试验结果的能力。
- 具备准确识别青霉素过敏性休克的临床表现，并采取有效措施进行施救的能力。
- 具备安全意识和无菌观念。
- 具有严谨、细致的工作态度。

【实训步骤】

一、知识回顾

1. 青霉素皮内试验的目的：检测患者是否对青霉素类药物存在过敏反应，以确保用药安全。

2. 青霉素皮内试验液的浓度：以每毫升500 U的皮试液为标准，注入剂量为0.1 ml，含青霉素50 U。

二、操作步骤

1. 准备

（1）护士准备：衣帽整洁，修剪指甲，洗手，戴口罩。

（2）环境准备：安静、清洁，光线充足。

（3）用物准备见表 18-1。

表 18-1　用物准备

用物	数量	用物	数量
治疗车	1辆	0.5%碘伏消毒液	1瓶
弯盘	1个	1 ml 注射器	1个
免洗手消毒液	1瓶	5 ml 注射器	1个
执行单	1张	青霉素钠	1支
标签贴	若干	0.9%NS 100 ml	1瓶
治疗盘	1个	棉签	1包
开瓶器	1个	锐器桶	1个
口罩	1个	医疗垃圾桶	1个
治疗巾（布）	1张	生活垃圾桶	1个

2. 核对

双人核对执行单、标签、药物。内容包括：床号、姓名、住院号、药名、浓度、剂量、用法、时间等。

3. 铺无菌治疗盘

按无菌原则铺无菌治疗盘。

4. 消毒药物瓶口

取青霉素钠密封瓶，检查药物的名称、剂量、生产批号、有效期及质量。用开瓶器去除铝盖的中心部分，取出棉签蘸取适量 0.5%碘伏消毒液，自密封瓶中心向外螺旋形消毒瓶盖至瓶颈，待干（同样的方法消毒两次）。

5. 消毒 0.9%生理盐水瓶口

取 0.9%生理盐水，检查有效期，瓶口及瓶身，倒置对光检查，液体有无浑浊、变色及絮状物。拉开塑胶拉环，取出棉签蘸取适量 0.5%碘伏消毒液自瓶盖中心向外螺旋消毒至瓶颈，待干（同样的方法消毒两次）。

6. 配皮试液（"抽三推二"）

（1）检查 5 ml 注射器的有效期及包装密封性，取出并接好针头，调节针尖斜面向下，松动活塞，抽吸 4 ml 空气。取下针帽，注入空气，抽吸 4 ml 0.9%生理盐水注入青霉素钠密封瓶中，利用腕部的力量，上下颠倒摇匀（制成 A 液，浓度为 20 万单位/毫升）。

（2）检查 1 ml 注射器的有效期及包装密封性，取出并接好针头，松动活塞。取下 5 ml 注射器的针筒连接到 1 ml 注射器针头上，将 1 ml 注射器针筒连接到 5 ml 注射器针头上；用 1 ml 注射器抽吸密封瓶内 A 液 0.1 ml 再抽吸 0.9%生理盐水至 1 ml，摇匀（制成 B 液，浓度为 2 万单位/毫升）。

（3）弃去 0.9 ml，抽吸 0.9%生理盐水至 1 ml，摇匀（制成 C 液，浓度为 2 000 单位/毫升）。

（4）弃去 0.75 ml，抽吸 0.9% 生理盐水至 1 ml，得到所需的 500 单位/毫升皮试液。取下 1 ml 注射器，单手回套针帽，更换 1 ml 注射器针头与针筒连接。将 5 ml 注射器针头弃于锐器桶，针筒弃于医疗垃圾桶内。

7. 再次核对

再次核对执行单、标签、药物，内容包括：床号、姓名、住院号、药名、浓度、剂量、用法、时间、生产批号、失效期。将标签贴于注射器针筒上（标签不覆盖刻度线）。将其置于无菌治疗盘内，按无菌原则铺盘，注明日期、名称。

8. 操作后处理

整理用物，分类处理垃圾，洗手。

【注意事项】

1. 严格执行核对制度和无菌操作原则。
2. 皮试液应现配现用，剂量、浓度准确。
3. 注重职业防护，禁止双手回套针帽，预防锐器伤。

【图示】

皮试液配制的用物准备如图 18-1 所示，密封瓶消毒如图 18-2 所示，抽吸药液如图 18-3 所示，单手回套针帽如图 18-4 所示。

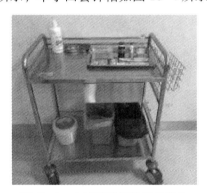

图 18-1　皮试液配制的用物准备

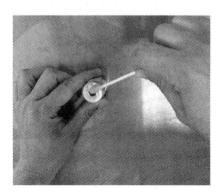

图 18-2　密封瓶消毒

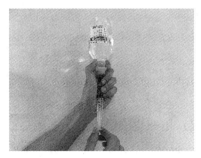

图 18-3　抽吸药液

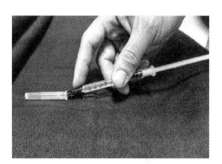

图 18-4　单手回套针帽

实训十九 皮内注射

【情景导入】

患者，女性，36岁，因"咽痛伴发热4天"入院。入院前4天，患者因受凉后出现咽痛，伴畏寒发热，自测体温38.7 ℃，无头痛、肌肉酸痛，无乏力，无明显咳嗽咯痰，无腹痛、腹泻、呕吐等。院外自行予以"美林"口服退热，但发热反复。患者感咽痛加重、吞咽困难明显，为进一步治疗，来院就诊，门诊以"急性化脓性扁桃体炎"收治入院。患者起病以来，精神、睡眠可，饮食欠佳，二便正常。患者无药物过敏史。入院后遵医嘱予以青霉素钠皮试。

【教学目标】

- 掌握皮内注射的操作流程。
- 熟悉皮内注射法的适用范围及注意事项。
- 了解皮内注射法的用物清单。
- 具备为患者规范进行皮内注射的能力。
- 具备针对注射给药的突发情况，进行及时有效处理的能力。
- 具备严格核对的职业素养和无菌观念。
- 运用无痛注射技术，关爱患者。

【实训步骤】

一、知识回顾

皮内注射的目的：

（1）进行药物过敏试验，以观察有无过敏反应。

（2）预防接种，如卡介苗。

（3）局部麻醉的起始步骤。

二、操作步骤

1. 评估、解释

（1）评估：患者的病情、临床诊断、治疗情况；用药史、过敏史、家族史；心理状态、理解合作能力；注射部位皮肤状况；是否饥饿、头晕、心悸、气短等身体不适。

（2）解释：向患者解释操作的目的、方法、注意事项，配合要点。

2. 准备

（1）护士准备：衣帽整洁，修剪指甲，洗手，戴口罩。

（2）患者准备：了解皮内注射的目的、方法、注意事项、配合要点、药物作用及副作用；护士协助患者取舒适体位并暴露注射部位。

（3）环境准备：安静、整洁，光线充足，温湿度适宜。

（4）用物准备见表 19-1。

表 19-1 用物准备

用物	数量	用物	数量
治疗车	1 辆	治疗巾（布）	1 张
治疗盘	1 个	75% 乙醇消毒液	1 瓶
弯盘	1 个	1 ml 注射器（配制好的皮试液）	1 个
执行单	1 张	盐酸肾上腺素	1 支
皮内注射模型	1 个	2 ml 注射器	1 个
免洗手消毒液	1 瓶	锐器桶	1 个
标签贴	若干	医疗垃圾桶	1 个
棉签	1 包	生活垃圾桶	1 个
口罩	1 个		

3. 备药、核对

（1）双人核对执行单、标签贴、药液，在治疗室内配制 500 u/ml 的青霉素皮内试验液，置于无菌治疗盘内备用。

（2）携用物至患者床旁，打开无菌治疗盘，核对患者执行单、腕带、药物，内容包括：床号、姓名、住院号，药名、浓度、剂量、用法、时间。

（3）再次询问患者用药史、过敏史、家族史（对药物过敏者禁做皮内试验）。

4. 选择注射部位

协助患者取合适的体位，暴露前臂掌侧下段皮肤，检查注射部位的皮肤情况（药物过敏试验选择患者前臂掌侧下段 1/3 处），避开炎症、溃烂、瘢痕处。

5. 消毒

绷紧皮肤，用无菌棉签蘸取适量 75% 乙醇消毒液，由进针点向外周螺旋消毒，待干，同法消毒 2 次。消毒直径须大于 5 cm，第二次消毒范围覆盖第一次消毒范围。

6. 操作中核对

洗手，再次核对患者执行单、腕带、药物，内容包括：床号、姓名、住院号、药名、浓度、剂量、用法、时间。排尽注射器内的空气，调整针尖斜面向上（手不可触及针梗及活塞体)。

7. 穿刺、注射

一手绷紧注射部位皮肤，另一手持注射器，针尖斜面向上与皮肤呈5°刺入皮内。待针尖斜面完全进入皮内后，放平注射器。用绷紧皮肤手的拇指固定针栓，另一手推动活塞柄检查无回血后，注入药液0.1 ml，使局部隆起形成一半球状的皮丘，皮丘皮肤变白并显露毛孔。

8. 拔针、观察

注射完毕，护士迅速拔出针头，勿按压穿刺处，将注射器针头放入锐器盒，注射器针筒置于弯盘内。注意观察、询问患者有无不适。

9. 操作后核对

洗手，操作后核对患者执行单、腕带、药物，内容包括：床号、姓名、住院号、药名、浓度、剂量、用法、时间等。将注射器针筒置于医疗垃圾桶，记录注射时间。

10. 告知注意事项

告知患者不可按揉穿刺处皮丘，不可用手或其他物品拭去药液；20分钟内不可离开病房；如有任何不适立即告知医务人员。

11. 操作后处理

协助患者取舒适体位，整理床单元，分类整理用物，洗手。

12. 20分钟后判断皮试结果

核对患者床号、姓名、住院号，观察患者局部皮肤反应、询问患者有无胸闷、气短、发麻等不适。

①阴性判断标准：局部皮丘大小无改变，周围无红肿，无红晕；全身无自觉症状，无不适表现。

②阳性判断标准：局部皮丘出现红肿，红晕直径大于1 cm，周围有伪足伴局部痒感；患者有头晕、心慌、恶心，甚至发生过敏性休克。

根据观察结果作出判断，若皮试结果阳性，应将结果记录在患者病历、床头卡、体温单、医嘱本等文件上，并告知主管医师、患者及其家属。

【健康指导】

1. 药物过敏试验后，嘱患者勿离开病室或注射室，20分钟后观察结果。同时告知患者，如有不适应立即通知医务人员，以便及时处理。

2. 拔针后指导患者勿按揉局部，以免影响结果的观察。

3. 将药物过敏试验结果告知患者或家属，如为阳性反应，强调不能使用该种药物。

【注意事项】

1. 严格执行核对制度和无菌操作原则。

2. 做药物过敏试验前，护士应详细询问患者的用药史、过敏史、家族史，如患者对所用药液过敏，禁止皮试，应及时与主管医师联系，更换其他药物。

3. 青霉素凡初次用药、停药 3 天后再用，以及应用中更换生产批号时，均须按常规做药物过敏试验。

4. 确认患者进食情况，不宜在患者空腹时进行皮试。

5. 做药物过敏试验时，忌用含碘的消毒液消毒皮肤，以免影响结果。

6. 做药物过敏试验前，备好急救药品，以防发生意外。

7. 皮试液应现配现用，剂量、浓度准确。

8. 穿刺进针角度不宜过大，以免药物注入皮下，影响结果的观察和判断。

9. 注入皮试液后，应密切观察病情。通常首次注射后须观察 30 分钟，皮试后 20 分钟内不得离开病房或注射室，注意观察局部和全身反应，倾听患者主诉。

10. 若皮试结果为阳性，护士应告知患者或其家属，不能再用该种药物，并将结果记录在患者病历、床尾卡、体温单、医嘱本上。

11. 如果不能确定或怀疑假阳性时，采取对照试验。方法：另备注射器及针头，在另外一前臂相应部位注入 0.1 ml 生理盐水，20 分钟后观察反应。

【图示】

皮内注射的用物准备如图 19-1 所示，绷紧皮肤如图 19-2 所示，穿刺如图 19-3 所示，推药如图 19-4 所示。

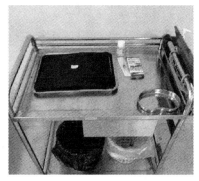

图 19-1 皮内注射的用物准备

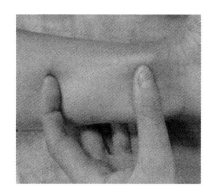

图 19-2 绷紧皮肤

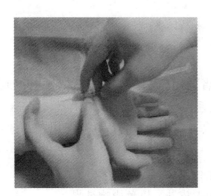

图 19-3　穿刺

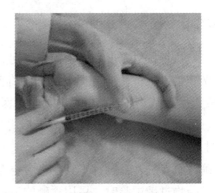

图 19-4　推药

实训二十 皮下注射

【情景导入】

患者，男性，76岁，因"反复咳嗽咳痰2+年，加重1月"入院。入院2+年前，患者无明显诱因出现咳嗽、咳痰症状，季节变化期及秋冬季节多发，每年持续大约3个月。入院前1月，患者受凉后再发咳嗽、咳痰，痰为白色黏痰，较少、不易咳出，早晚咳嗽剧烈，活动后感到气紧、心累明显，感咽痒不适，无发热、胸痛、胸闷、头晕等。院外间断服用药物对症治疗，服药时咳嗽可部分缓解，停药后反复。为进一步治疗，遂来院就诊，门诊以"慢性阻塞性肺疾病伴急性加重"收入。患者自发病以来，精神尚可，饮食、睡眠尚可，大便干结，小便无明显异常，体重无明显变化。入院后完善相关检查，进行对症治疗，两天后患者病情明显缓解。为提高患者免疫力，入院第三天护士遵医嘱予以"注射用胸腺五肽10 mg ih qd"。

【教学目标】

- 掌握皮下注射的操作流程。
- 熟悉皮下注射法的注意事项。
- 了解皮下注射的用物准备。
- 具备为患者规范进行皮下注射的能力。
- 具备慎独精神，避免用药差错对患者造成的身心损害。
- 具备严谨、细致的工作态度，准确配制药物。
- 运用无痛注射技术，树立爱伤观念，注重人文关怀。

【实训步骤】

一、知识回顾

皮下注射的目的：

（1）注入小剂量药物，用于不易口服给药而需在一定时间内发生药效时，如胰岛素注射。

（2）预防接种，如麻疹疫苗、麻风疫苗、乙脑疫苗等。

（3）局部麻醉用药。

二、操作步骤

1. 评估、解释

(1)评估：患者的病情、治疗情况、用药史、过敏史；心理状态、理解合作能力及对药物的认识；注射部位的皮肤及皮下组织状况、肢体活动能力；是否饥饿、头晕、心悸、气短等身体不适。

(2)解释：向患者及家属解释皮下注射的目的、方法、配合要点、药物作用及其副作用。

2. 准备

(1)护士准备：衣帽整洁，修剪指甲，洗手，戴口罩。

(2)患者准备：患者了解皮下注射的目的、药物作用及副作用、操作方法和配合要点，取舒适体位并暴露注射部位。

(3)环境准备：安静、整洁，光线充足，温湿度适宜。

(4)用物准备见表 20-1。

表 20-1　用物准备

用物	数量	用物	数量
治疗车	1 辆	2 ml 注射器	1 个
治疗盘	1 个	0.5%碘伏消毒液	1 瓶
弯盘	1 个	0.9%NS 100 ml	1 瓶
执行单	1 张	注射用胸腺五肽 10 mg	1 支
皮下注射模型（上臂三角肌）	1 个	标签贴	若干
棉签	1 包	锐器桶	1 个
口罩	1 个	医疗垃圾桶	1 个
治疗巾（布）	1 张	生活垃圾桶	1 个
免洗手消毒液	1 瓶		

3. 备药

(1)双人核对执行单、标签、药物，内容包括：床号、姓名、住院号、药名、浓度、剂量、用法、时间。

(2)按无菌原则铺无菌治疗盘。

(3)取胸腺五肽密封瓶，检查药物的名称、剂量、有效期及质量。去除瓶盖，取出棉签蘸取适量 0.5%碘伏消毒液，自密封瓶中心向外螺旋形消毒瓶盖至瓶颈，待干（同样的方法消毒两次）。

(4)取 0.9%生理盐水，检查有效期，瓶口及瓶身，倒置对光检查，液体有无浑浊、变色及絮状物。拉开塑胶拉环，取出棉签蘸取适量 0.5%碘伏消毒液自瓶盖中心向外螺旋形消毒至瓶颈，待干（同样的方法消毒两次）。

（5）检查 2 ml 注射器的有效期及包装密封性，取出并接好针头，调节针尖斜面向下，松动活塞，并向注射器内吸入与所抽药液等量的空气 1 ml。取下针帽放于无菌治疗盘内，注入空气，抽吸 1 ml 0.9%生理盐水注入胸腺五肽密封瓶内。利用腕部的力量，上下颠倒摇匀。倒转药瓶，使针头在液面下，按照密封瓶抽吸药液手法，抽吸药液。抽液毕，右手食指固定针栓将注射器取出。左手持注射器，将针头垂直向上，并用食指固定针栓；右手轻拉活塞柄，使针头中的药液回抽至注射器的针筒中，并使气体聚集于乳头根部，然后轻推活塞，驱出气体至针乳头处，单手回套针帽。

（6）再次核对执行单、标签、药物，标签贴于背对刻度一侧（标签不覆盖刻度线），胸腺五肽密封瓶用胶带固定于针筒上。药液置于无菌治疗盘内备用，按无菌原则铺盘，注明日期、名称。

4. 核对

携用物至患者床旁，打开无菌治疗盘，核对患者执行单、腕带、药物，内容包括：床号、姓名、住院号、药名、浓度、剂量、用法、时间。

5. 选择注射部位

协助患者取合适的体位，暴露注射部位皮肤（常用部位包括上臂三角肌下缘、腹部、后背、大腿内侧或外侧），避开皮肤有炎症、溃烂、瘢痕处。

6. 消毒

绷紧皮肤，用无菌棉签蘸取适量 0.5%碘伏消毒液，由进针点向外周螺旋消毒，待干；同法消毒 2 次。消毒直径须大于 5 cm，第二次消毒范围覆盖第一次消毒范围。

7. 操作中核对

洗手，再次核对患者执行单、腕带、药物，内容包括：床号、姓名、住院号、药名、浓度、剂量、用法、时间。取下胸腺五肽密封瓶，暂时保留用于操作后核对。排尽注射器内的空气，调整针尖斜面向上（手不可触及针梗及活塞体）。

8. 穿刺

一手取无菌干棉签夹于小拇指并绷紧注射部位皮肤（对于过瘦者，应捏起其皮肤），用另一手持注射器，食指固定针栓，将针尖斜面向上，使其与皮肤呈 30°~40°，快速刺入皮下，进针深度为针梗的 1/2~2/3 处。

9. 推药

松开绷紧皮肤的手，抽动活塞柄，检查回血；另一只手保持进针的角度和深度不变（手不可触及活塞体），如未见回血，缓慢匀速推注药液，并观察患者反应。如见回血，说明误入血管，应拔出针头，重新选择部位进行注射。

10. 拔针

注射完毕，迅速拔出针头并用无菌干棉签轻压穿刺处，按压至不出血为宜（快速拔针可减轻患者疼痛）。将注射器针头放入锐器盒，注射器针筒置于弯盘内。

11. 操作后核对

操作后核对患者执行单、腕带、药物，内容包括：床号、姓名、住院号、药名、浓度、剂量、用法、时间。将注射器针筒和胸腺五肽密封瓶弃于医疗垃圾桶。

12. 操作后处理

（1）协助患者取舒适体位，整理床单元，置呼叫器于患者易取处，告知患者如出现不适可按呼叫器。

（2）分类整理用物。

（3）洗手，记录。

【健康指导】

对长期需自行皮下注射者，如胰岛素注射，应叮嘱患者有计划轮流更换注射部位，以促进药物的充分吸收。

【注意事项】

1. 严格执行核对制度和无菌操作原则。

2. 对皮肤有刺激的药物一般不做皮下注射。

3. 护士在注射前详细询问患者的用药史、过敏史及家族史。

4. 进针角度不宜超过 45°，以免刺入肌层；对过于消瘦者，可捏起局部组织，适当减小穿刺角度。

5. 长期皮下注射者，应有计划地更换注射部位，防止局部产生硬结，以促进药物的充分吸收。

【图示】

皮下注射的用物准备如图 20-1 所示，绷紧皮肤消毒如图 20-2 所示，穿刺如图 20-3 所示，拔针、按压如图 20-4 所示。

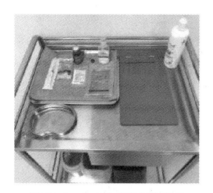

图 20-1 皮内注射的用物准备

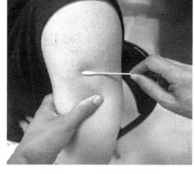

图 20-2 绷紧皮肤消毒

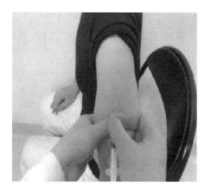

图 20-3 穿刺

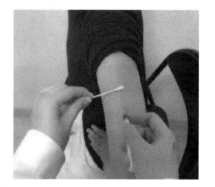

图 20-4 拔针、按压

实训二十一　肌内注射

【情景导入】

　　患者，女性，57岁，因"腰部疼痛、活动受限5天"入院。入院前5天，患者行走时跌倒，当即感腰部疼痛剧烈、活动受限，无双下肢运动、感觉障碍，尚能站立行走，无呼吸困难、胸闷心慌，无恶心、呕吐及昏迷，无头晕，无心慌，无腹痛、腹胀，无大、小便失禁。在外治疗（具体用药不详），腰部疼痛未减轻，来院治疗。门诊以"腰椎骨折"收入。入院后完善相关检查，于今日在全麻下行"腰椎骨折切开椎弓根内固定术"，术后1h患者恶心呕吐，护士遵医嘱予以"甲氧氯普胺10 mg im st"。

【教学目标】

- 掌握肌内注射的定位方法、注射体位及操作流程。
- 熟悉肌内注射法的注意事项。
- 了解肌内注射的用物准备。
- 具备严格核对的职业素养和无菌观念。
- 具备良好的沟通能力，使患者了解并配合肌内注射的治疗过程。
- 运用无痛注射技术，关爱患者。
- 注重患者隐私的保护，具备人文关怀意识。

【实训步骤】

一、知识回顾

1. 肌内注射的目的

（1）用于不宜或不能口服或静脉注射，且要求比皮下注射更快发生疗效时。

（2）预防接种疫苗，如百白破疫苗、白破疫苗、乙肝疫苗等。

2. 肌内注射的定位方法

一般选择肌肉丰厚且远离大血管及神经的部位进行注射。其中最常用的部位为臀大肌，其次为臀中肌、臀小肌、股外侧肌及上臂三角肌。

（1）臀大肌注射定位法有两种：十字法和连线法。

①十字法：从臀裂顶点向左或向右画一水平线，然后从髂嵴最高点做一垂直平分线，将一侧臀部分为四个象限，其外上象限（避开内角）为注射区。

②连线法：从髂前上棘至尾骨做一连线，其外上 1/3 处为注射部位。

（2）臀中肌、臀小肌注射定位法：将食指尖和中指尖分别置于髂前上棘和髂嵴下缘处，在髂嵴、食指、中指之间构成一个三角形区域，食指与中指构成的内角为注射区。

（3）股外侧肌注射定位法：大腿中段外侧即注射区。一般成人可取髋关节下 10 cm 至膝关节上 10 cm 的范围。此处大血管、神经干很少通过，注射范围较广，可供多次注射，适用于 2 岁以下婴幼儿。

（4）上臂三角肌注射定位法：上臂外侧、肩峰下 2~3 横指处即注射区。此处肌肉较薄，只可进行小剂量注射。

二、操作步骤

1. 评估、解释

（1）评估：患者的病情、治疗情况、用药史、过敏史；心理状态、理解合作能力及对药物的认识；注射部位的皮肤及肌肉组织状况，肢体活动能力；是否饥饿、头晕、心悸、气短等身体不适。

（2）解释：向患者及家属解释肌内注射的目的、方法、配合要点、药物作用及其副作用。

2. 准备

（1）护士准备：衣帽整洁，修剪指甲，洗手，戴口罩。

（2）患者准备：患者了解肌内注射的目的、方法、注意事项及配合要点、药物作用及其副作用；取舒适体位，暴露注射部位。

（3）环境准备：安静、整洁，光线充足，温度、湿度适宜，隔帘遮挡，请无关人员回避。

（4）用物准备见表 21-1。

表 21-1　用物准备

用物	数量	用物	数量
治疗车	1 辆	无菌纱布	1 块
治疗盘	1 个	治疗巾（布）	1 张
弯盘	1 个	棉签	1 包
执行单	1 张	0.5% 碘伏消毒液	1 瓶
砂轮	1 个	甲氧氯普胺	1 支
肌内注射模型（臀大肌）	1 个	2 ml 注射器	1 个
免洗手消毒液	1 瓶	锐器桶	1 个
标签贴	若干	医疗垃圾桶	1 个
口罩	1 个	生活垃圾桶	1 个

3. 备药

（1）双人核对执行单、标签及药物，内容包括：床号、姓名、住院号、药名、浓度、剂量、用法、时间。

（2）按无菌原则铺无菌治疗盘。

（3）取甲氧氯普胺安瓿，检查药物的名称、剂量、有效期及质量。用手指轻弹安瓿颈部，将安瓿尖和颈部的药液弹至体部。取出棉签，蘸取适量0.5%碘伏消毒液自安瓿颈部螺旋形消毒至顶部，待干；同法消毒2次。检查无菌纱布有效期及包装密闭性，用纱布包裹安瓿颈部，拇指按住蓝点将其折断，将折下的安瓿颈部置于锐器桶中。

（4）检查2 ml注射器的规格、有效期及包装密封性，取出并接好针头，调节针尖斜面向下，松动活塞。取下针帽放于无菌治疗盘内。用右手持注射器，左手将小安瓿夹于食指和中指之间，拇指固定针筒，无名指固定针栓。右手将针头斜面向下放入安瓿内的液面内，拉动活塞柄抽吸药液。抽吸完毕，右手食指固定针栓将注射器取出。左手持注射器，将针头垂直向上；右手轻拉活塞柄，使针头中的药液回抽到针筒上，并使气体聚集于乳头根部，然后轻推活塞，驱出气体至针乳头处，单手回套针帽。

（5）再次核对执行单、标签、药物，将标签贴于背对刻度一侧（标签不覆盖刻度线），空安瓿固定在针筒上。置于无菌治疗盘内备用，按无菌原则铺盘，注明日期、名称。

4. 核对

携用物至患者床旁，打开无菌治疗盘，核对患者执行单、腕带、药物，内容包括：床号、姓名、住院号，药名、浓度、剂量、用法、时间。

5. 安置卧位，选择注射部位

协助患者取侧卧位，上腿伸直，下腿弯曲。从髂前上棘至尾骨做一连线，取其外上1/3处，避开皮肤有炎症、溃烂、瘢痕、硬结处。

6. 消毒

紧绷皮肤，用无菌棉签蘸取适量0.5%碘伏消毒液，由进针点向外周螺旋消毒，待干；同法消毒2次。消毒直径须大于5 cm，第二次消毒范围覆盖第一次消毒范围。

7. 操作中核对

洗手，再次核对患者执行单、腕带、药物，内容包括：床号、姓名、住院号、药名、浓度、剂量、用法、时间。取下安瓿，暂时保留用于操作后核对。排尽注射器内的空气，调整针尖斜面向上（手不可触及针梗及活塞体）。

8. 进针

一手取无菌棉签夹于小拇指间，拇指和食指绷紧注射部位皮肤，用另一手以执笔式持注射器，中指固定针栓，将针头迅速垂直刺入针梗的1/2~2/3处。

9. 推药

松开绷紧皮肤的手，抽动活塞柄，检查回血；用另一只手保持进针的角度和深度不变

（手不可触及活塞体），如未见回血，缓慢匀速推注药液，并观察患者的表情和反应。

10. 拔针

注射完毕，迅速拔出针头并用无菌干棉签轻压穿刺处，按压穿刺处至不出血（快速拔针可减轻患者疼痛）。将注射器针头放入锐器盒，注射器针筒置于弯盘内。

11. 操作后核对

洗手，操作后核对患者执行单、腕带、药物，内容包括：床号、姓名、住院号、药名、浓度、剂量、用法、时间。将注射器针筒弃于医疗垃圾桶中，安瓿弃于锐器桶。

12. 整理用物、记录

协助患者取舒适卧位，整理床单元；分类处理用物；洗手；记录。

【健康指导】

1. 臀部肌内注射时，护士可嘱咐患者取侧卧位、俯卧位、仰卧位或坐位。为使患者局部肌肉放松，侧卧位时患者伸直上腿，稍弯曲下腿；俯卧位时足尖相对，足跟分开，头偏向一侧。

2. 如因长期多次肌内注射出现局部硬结时，教会患者局部热敷的方法。

【注意事项】

1. 严格执行核对制度和无菌操作原则。

2. 两种或两种以上药物同时注射时，注意配伍禁忌。

3. 对2岁以下婴幼儿不宜选用臀大肌注射，因其臀大肌尚未发育好，注射时有损伤坐骨神经的危险，最好选择臀中肌和臀小肌注射。

4. 切勿将针头全部刺入，以防针梗从根部衔接处折断，难以取出；对消瘦者和患儿，进针深度酌减。

5. 若针头折断，护士应先稳定患者情绪，并嘱咐患者保持原位不动并固定局部组织，以防断针移位，同时尽快用无菌血管钳夹住断端取出；如断端全部埋入肌肉，护士应速请外科医生处理。

6. 对需长期注射者，护士应交替更换注射部位，并选用细长针头，以避免或减少硬结的发生。如因长期多次注射出现局部硬结，护士可采用热敷、理疗等方法予以处理。

【图示】

肌内注射的用物准备如图21-1所示，绷紧皮肤进针如图21-2所示，抽回血如图21-3所示，推药如图21-4所示。

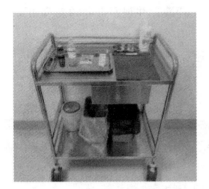

图 21-1　肌内注射的用物准备

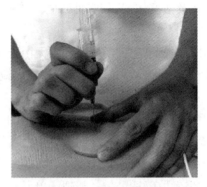

图 21-2　绷紧皮肤进针

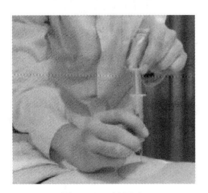

图 21-3　抽回血

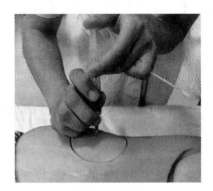

图 21-4　推药

实训二十二　静脉注射

【情景导入】

患者，男性，73 岁，因"反复咳嗽咳痰 20+年，复发伴心累气紧 5+天"入院。入院前 20+年，患者受凉后出现咳嗽、咳痰，无气促，无胸痛，无恶心、呕吐，无发热，无双下肢浮肿，曾外院就诊，诊断为"慢性支气管炎"，治疗后好转。此后咳嗽、咳痰等症状反复发作，每因受凉或劳累后明显，每年发病累计 3 个月以上，曾多次外院就诊。5+天前患者因受凉后再次出现咳嗽、咳白色黏痰，夜间及晨起明显加重，伴气紧心累、气促，伴夜间端坐卧位，伴下肢水肿，伴腹部胀痛不适，无胸痛，无畏寒发热，无恶心呕吐、腹痛腹泻等症状，门诊以"慢性阻塞性肺疾病急性发作"收入住院。患者发病以来，精神、睡眠、饮食差，尿少，大便干结。入院后完善相关检查，进行对症治疗。现护士遵医嘱予以"呋塞米 20 mg iv st"。

【教学目标】

- 掌握静脉注射的操作流程，包括选择合适的静脉、穿刺技巧、药液注入方法等。
- 熟悉静脉注射的注意事项。
- 了解静脉注射的用物准备。
- 具备分析和解决静脉注射过程中出现的问题，如穿刺不成功、药液外渗等。
- 具备严格核对的职业素养和无菌观念。
- 具备慎独精神和爱伤观念，确保在静脉注射过程中对患者进行人文关怀。

【实训步骤】

一、知识回顾

静脉注射的目的：

（1）注入药物，用于药物不宜口服、皮下注射、肌内注射或需迅速发挥药效时。

（2）药物因浓度高、刺激性大、量大而不易采取其他注射方法。

（3）注入药物作某些诊断性治疗。

二、操作步骤

1. 评估、解释

（1）评估：患者的病情、治疗情况、用药史、过敏史；心理状态、理解合作能力及对药物的认识；穿刺部位皮肤情况、静脉充盈及管壁弹性、肢体活动能力；是否饥饿、头晕、心悸、气短等身体不适。

（2）解释：向患者及家属解释静脉注射的目的、方法、配合要点、药物作用及其副作用。

2. 准备

（1）护士准备：衣帽整洁，修剪指甲，洗手，戴口罩。

（2）患者准备：患者了解静脉注射的目的、方法、注意事项及配合要点、药物作用及其副作用；取舒适卧位，暴露注射部位。

（3）环境准备：安静、整洁，光线充足，温湿度适宜。

（4）用物准备见表 22-1。

表 22-1　用物准备

用物	数量	用物	数量
治疗车	1辆	压脉带	1条
治疗盘	1个	0.9%NS 100 ml	1瓶
弯盘	1个	2 ml 注射器	1个
执行单	1张	5 ml 注射器	1个
砂轮	1个	0.5%碘伏消毒液	1瓶
静脉注射模型	1个	呋塞米	1支
免洗手消毒液	1瓶	无菌纱布	1个
标签贴	若干	胶布	1卷
棉签	1包	头皮针	1个
口罩	1个	锐器桶	1个
治疗巾（布）	1张	医疗垃圾桶	1个
一次性治疗巾	1张	生活垃圾桶	1个

3. 备药

（1）双人核对执行单、标签及药物，内容包括：床号、姓名、住院号、药名、浓度、剂量、用法、时间等。

（2）按无菌原则铺无菌治疗盘。

（3）取呋塞米安瓿，检查药物的名称、剂量、有效期及质量。将安瓿尖端药液弹至体部，取砂轮、在安瓿颈部与体部之间划一道环形锯痕（安瓿颈部如有蓝点标记则不划痕）。取出棉签蘸取适量 0.5%碘伏消毒液，消毒安瓿颈部，待干（同样的方法消毒两次）。用纱布包裹安瓿颈部，折断安瓿（对于有蓝点标记的安瓿，用纱布将其包裹，拇指按住蓝点将其折断），将折下的安瓿颈部置于锐器桶中。检查 2 ml 注射器的有效期及包装密封性，取出并接好针头，调节针尖斜面向下，松动活塞。取下针帽放于无菌治疗盘内。用右手持注射器，左手将小安瓿夹于食指和中指之间，拇指固定针筒，无名指固定针栓。右手将针头斜面向下放入安瓿内的液面内，用右手拉动活塞柄抽吸药液。抽吸完毕，右手食指固定针栓将注射器取出。左手持注射器，将针头垂直向上；右手轻拉活塞柄，使针头中的药液回抽到空筒中，并使气体聚集于乳头根部，然后轻推活塞，驱出气体至针乳头处，单手回套针帽。

（4）检查一次性头皮针在有效期以内，包装无破损、无漏气，打开包装，将头皮针连接至 2 ml 注射器针筒，初次排气至头皮针的针柄位置，置于无菌治疗盘内。

（5）再次核对执行单、标签及药物，将标签贴于背对刻度一侧（标签不覆盖刻度线），安瓿用胶带贴于针筒上。置于无菌治疗盘内。

（6）取 0.9% 生理盐水，检查有效期，瓶口及瓶身，倒置对光检查，液体有无浑浊、变色及絮状物。拉开塑胶拉环，取出棉签蘸取适量 0.5% 碘伏消毒液自瓶盖中心向外螺旋消毒至瓶颈，待干（同样的方法消毒两次）。检查 5 ml 注射器的有效期及包装密封性，取出并接好针头，调节针尖斜面向下，松动活塞，吸入 5 ml 空气。取下针帽，右手食指固定针栓，将针头插入瓶内，注入空气，倒转药瓶，使针头在液面下，抽吸 5 ml 0.9% 生理盐水，右手食指固定针栓将注射器取出。左手持注射器，将针头垂直向上，并用食指固定针栓；右手轻拉活塞柄，使针头中的药液回抽至注射器的针筒中，并使气体聚集于乳头根部，然后轻推活塞，驱出气体至针乳头处，单手回套针帽。置于无菌治疗盘内，针筒贴上标签（标签注明"0.9% 生理盐水冲管用"）。

4. 核对

携用物至患者床旁，打开无菌治疗盘，核对患者执行单、腕带、药物，内容包括：床号、姓名、住院号，药名、浓度、剂量、用法、时间。

5. 安置体位，选择静脉

协助患者取合适的体位，暴露穿刺部位，铺一次性治疗巾，扎压脉带（压脉带末端向上），用手指探明静脉走向及深浅。避开有炎症、溃烂、瘢痕、硬结处，选取粗、直血管，避开静脉窦。松开压脉带。

6. 消毒

确认穿刺部位，紧绷皮肤，用无菌棉签蘸取适量 0.5% 碘伏消毒液，由进针点向外周螺旋消毒，消毒直径须大于 5 cm，待干。备胶带放于治疗巾上。

在穿刺点上方 6 cm 处扎压脉带（压脉带末端向上），以同样的方法消毒第二次，第二次消毒范围覆盖第一次消毒范围。

7. 操作中核对

洗手，再次核对患者执行单、腕带、药物，内容包括：床号、姓名、住院号、药名、浓度、剂量、用法、时间。取下头皮针针帽，取下空安瓿，暂时保留用于操作后核对，排尽空气。

8. 穿刺

嘱患者握拳，以一手拇指绷紧静脉下端皮肤使其固定，另一手持头皮针，针头斜面向上与皮肤呈 15°~30°，自静脉上方或侧方刺入皮下，见回血，将针头与静脉平行再进入少许。

9. 两松一固定

松开压脉带，嘱咐患者松拳，胶带固定头皮针针柄。

10. 推注药液

（1）试抽回血，再次确保针头在血管内，缓慢推注药液。（若患者感到局部疼痛、肿胀，试抽无回血，则证明针头滑出静脉。此时，应拔出针头，重新穿刺）。推注过程中，注意观察、询问患者反应。

（2）药物推注完毕，一手持 0.9% 生理盐水冲管注射器，另一手反折头皮针延长管，与推注完药物的注射器针筒调换，冲管注射器针筒与头皮针连接，针头放入锐器桶，2 ml 注射器针筒放于治疗巾上（用于操作后核对），缓慢推注生理盐水。

11. 拔针、按压

注射完毕，护士迅速拔出针头，并用干棉签顺着血管纵向按压。嘱咐患者按压至不出血，如有不适立即告知医务人员。将头皮针的针头剪下放入锐器桶，并将冲管注射器针筒放入医疗垃圾桶，其针头放入锐器桶。

12. 操作后核对

洗手，操作后核对患者执行单、腕带、药物，内容包括：床号、姓名、住院号、药名、浓度、剂量、用法、时间。将空安瓿放入锐器桶，推注药物的注射器针筒、一次性治疗巾放入医疗垃圾桶。

13. 整理用物、记录

协助患者取舒适卧位，整理床单元；分类处理用物；洗手；记录。

【健康指导】

静脉穿刺时，皮肤和血管壁存在两处穿刺点，且两穿刺点之间有一定距离。若拔针后按压不当极易造成皮肤穿刺点出血或血管壁穿刺点渗血引起皮下瘀血。护士可指导患者将大拇指沿着血管的纵行方向进行按压（大拇指与血管平行），可有效同时压迫两处穿刺点。

【注意事项】

1. 长期静脉注射者要保护血管，应有计划地由从远心端到近心端选择静脉。
2. 严格执行核对制度和无菌操作制度。

3. 根据患者病情和药物性质，应调整注入药物的速度，并随时听取患者的主诉，观察患者局部和全身变化。

4. 对组织有强烈刺激的药物，一定要确认针头在静脉内后方可推注药物，以防止药物外溢导致组织坏死。

5. 若需要长时间、微量、均匀、精确地注射药物，有条件的医院可选用微量注射泵。

6. 静脉注射失败的常见原因如下

（1）针头未刺入血管内。临床判断：无回血，穿刺部位局部隆起，主诉疼痛。

（2）针头斜面未全部进入血管内，部分药液溢出至皮下。临床判断：有回血，穿刺部位局部隆起，主诉疼痛。

（3）针头刺破对侧血管壁，针头斜面一部分在血管内，另一部分在对侧血管壁外。临床判断：可有回血，因药液溢出至深层组织局部无隆起，主诉疼痛。

（4）针头刺穿对侧血管壁。临床判断：无回血，穿刺部位无隆起，主诉疼痛。

7. 特殊患者的静脉穿刺要点

（1）肥胖患者：肥胖者皮下脂肪较厚，静脉位置较深，不明显，但相对固定，注射时，在摸清血管走向后由静脉上方进针，进针角度稍加大（30°~40°）。

（2）水肿患者：可沿静脉解剖位置，用手按揉局部，以暂时驱散皮下水分，使静脉充分显露后再进行穿刺。

（3）脱水患者：血管充盈不良，穿刺困难。可作局部热敷、按摩，待血管充盈后再穿刺。

（4）老年患者：老年人皮下脂肪较少，静脉易滑动且脆性较大，针头难以刺入或易穿破血管对侧。注射时，可用手指分别固定穿刺段静脉上下两端，再沿静脉走向穿刺。

【图示】

静脉注射的用物准备如图22-1所示，压脉带扎法如图22-2所示，消毒如图22-3所示，穿刺如图22-4所示。

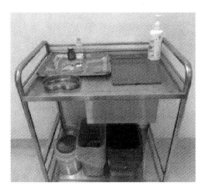
图22-1 静脉注射的用物准备

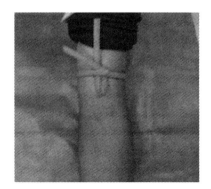
图22-2 压脉带扎法

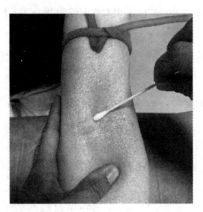

图 22-3　消毒

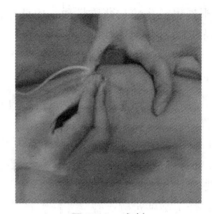

图 22-4　穿刺

实训二十三　射流雾化吸入法

【情景导入】

患者，男性，80岁，因咳嗽、咳痰8+年，咳白色泡沫痰、偶为黄脓痰，加重2+周，以"间质性肺炎急性加重"收入院。入院前2周，患者活动后气紧明显加重，稍微活动即感心累气紧，遂使用轮椅出行。自行于当地卫生院住院治疗（具体不详），治疗后无缓解。为进一步治疗遂至我院呼吸内科。入院时体温38.7 ℃，脉搏117次/分，呼吸22次/分，血压120/66 mmHg。患者入院后给予一级护理，对症治疗。现护士遵医嘱予以布地奈德混悬液、硫酸左沙丁胺醇雾化吸入液，进行氧气射流雾化吸入治疗。

【教学目标】

- 掌握射流雾化吸入的操作流程。
- 熟悉射流雾化吸入的注意事项。
- 了解射流雾化吸入的用物清单。
- 具备为患者正确进行射流雾化吸入的能力。
- 具备在雾化吸入后指导患者正确排痰的能力。
- 具备以患者为中心的护理理念。

【实训步骤】

一、知识回顾

1. 射流雾化吸入的目的

控制感染，用于下呼吸道病变或感染的患者。

改善通气，用于小气道痉挛倾向、低氧血症患者、气管插管患者。

祛痰镇咳，用于气道分泌物较多的患者。

二、操作步骤

1. 评估、解释

（1）评估：患者的病情、治疗情况、用药史、过敏史；患者的意识状态、心理状态、合作程度及对用药的认知；检查患者面部有无感染，口腔黏膜有无溃疡、呼吸道是否通畅；氧气驱动的射流雾化吸入，还应评估患者是否存在II型呼吸衰竭。

（2）解释：射流雾化吸入的目的、方法、注意事项及配合要点。

2. 准备

（1）护士准备：衣帽整洁，修剪指甲，洗手，戴口罩。

（2）患者准备：患者了解射流雾化吸入的目的、方法、注意事项及配合要点。

（3）环境准备：安静、整洁，光线充足，温湿度适宜。

（4）用物准备见表23-1。

表23-1 用物准备

用物	数量	用物	数量
射流雾化器	1个	执行单	1张
氧气装置（中心供氧/氧气筒）	1套	漱口杯	1个
弯盘	1个	一次性治疗巾	1张
药液	遵医嘱	医疗垃圾桶	1个
纱布	1块	生活垃圾桶	1个
纸巾	1包	锐器桶	1个

3. 核对

携用物至患者床旁，核对执行单、患者、药液，内容包括：床号、姓名、住院号、药名、浓度、剂量、用法、时间等。

4. 安置体位

根据患者病情，协助患者取坐位或半坐卧位，铺一次性治疗巾于患者颌下。

5. 清洁

协助患者漱口，清除口腔分泌物及食物残渣。若使用面罩式的雾化器，雾化吸入前应清洁脸部，不抹油性面霜。

6. 检查装置

（1）护士用纱布包裹将滤芯连接于氧气表上，拧紧湿化瓶，将氧气表连接于中心供氧或氧气筒接口上。

（2）护士检查雾化器各部件是否完好，有无松动、脱落、漏气等异常情况。

7. 连接装置

将雾化器的接气口连接于中心吸氧装置或氧气筒的输氧管上。

8. 核对、加药

再次核对患者床号、姓名、住院号、药名、浓度、剂量、用法、时间等；遵医嘱将配置好的药液注入雾化器的药杯内。

9. 调节流量

调节氧流量，一般为6~8 L/min。

10. 雾化吸入

指导患者手持雾化器，保持与地面垂直，将口含嘴放入口中，紧闭嘴唇，用口深吸气，用鼻子呼气，反复进行，直至药物吸入完毕。

11. 再次核对

核对患者床号、姓名、住院号、药名、浓度、剂量、用法、时间。

12. 结束雾化

取出雾化器，关闭氧气开关，取下中心供氧装置。

13. 操作后处理

（1）协助患者漱口、清洁面部，取舒适卧位，整理床单元。

（2）整理用物，将口含嘴（面罩）、螺纹管、雾化器浸泡于消毒液内1h，洗净晾干后备用；氧气流量表擦拭消毒；湿化瓶、滤芯由供应室消毒后使用。

（3）洗手，记录。

【健康指导】

1. 雾化吸入治疗前1小时尽量避免进食，以免因气雾刺激出现恶心、呕吐等症状导致误吸，特别是小儿和老年人。

2. 使用面罩进行雾化吸入治疗的患者，治疗前应洗脸，不抹油性面霜，以免药物吸附在皮肤上。

3. 雾化治疗时，指导患者用嘴深吸气，鼻呼气的方式进行呼吸。

4. 雾化吸入后，使用面罩的患者指导其及时洗脸，或用湿毛巾擦净口鼻部的雾珠，以防残留雾滴刺激口鼻皮肤引起皮肤过敏或受损。婴幼儿面部皮肤薄、血管丰富，残留药液更易被吸收。

5. 雾化吸入治疗后应漱口，年幼者可用棉球蘸水擦拭口腔后，再适量喂水，特别是使用激素类药物后，以减少口咽部的激素沉积，减少真菌感染等不良反应的发生

6. 指导家属协助患者及时翻身拍背，有助于使黏附于气管、支气管壁上的痰液脱落，保持呼吸道通畅。

【注意事项】

1. 当患者呼吸道分泌物多时，可先拍背咳痰，让呼吸道尽可能保持通畅，减少阻碍，提高雾化治疗的效果。

2. 正确使用供氧装置，注意用氧安全，室内避免火源。

3. 氧气湿化瓶内勿盛水，以免液体进入雾化器内使药液稀释影响疗效。

4. 密切关注患者雾化吸入治疗中潜在的药物不良反应。

5. 观察及协助排痰，注意观察患者痰液排出情况，如痰液仍未咳出，可予以拍背、吸痰等方法协助排痰。

【图示】

连接射流雾化器如图 23-1 所示，调节氧流量如图 23-2 所示，雾化器口含嘴放入口中如图 23-3 所示，取下吸氧装置如图 23-4 所示。

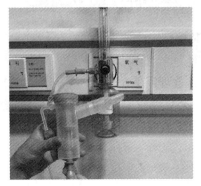

图 23-1　连接射流雾化器

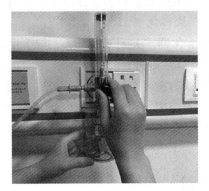

图 23-2　调节氧流量

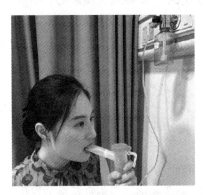

图 23-3　雾化器口含嘴放入口中

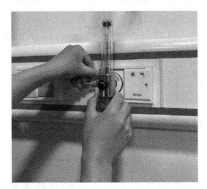

图 23-4　取下吸氧装置

实训二十四 一次性静脉输液

【情景导入】

患者，女性，29岁，因"咽痛伴发热3天"入院。入院前3天，患者因受凉后出现咽痛，伴畏寒发热，自测体温39.2℃，伴头痛、肌肉酸痛，不伴吞咽困难，无乏力，无明显咳嗽咳痰，无腹痛、腹泻、呕吐等。院外予以"阿莫西林胶囊、咽炎片"口服，效果不佳，咽痛加重。为进一步治疗，门诊以"急性化脓性咽炎"收治入院。患者起病以来，精神、睡眠可，饮食欠佳，二便正常。入院后完善相关检查，遵医嘱进行对症治疗。现护士遵医嘱予以临时补液"0.9%NS 500 ml ivgtt"。

【教学目标】

- 掌握一次性静脉输液的操作流程，包括穿刺、固定及调节滴速等。
- 熟悉一次性静脉输液的注意事项。
- 了解一次性静脉输液的用物准备。
- 具备根据患者的病情，制定合理的一次性静脉输液计划的能力，包括输液顺序、输液速度等。
- 具备在静脉输液过程中正确、合理地选择穿刺部位，有意识地保护静脉的能力。
- 具备严格核对的职业素养和无菌观念。
- 树立以患者为中心的理念，关爱患者、尊重患者、密切观察患者的输液反应。

【实训步骤】

一、知识回顾

静脉输液的目的：

（1）补充血容量，改善微循环，维持血压。可用于大出血、休克、严重烧伤等患者。

（2）补充水分及电解质，预防和纠正水、电解质及酸碱平衡紊乱。常用于各种原因引起的脱水、酸碱平衡失调患者，如腹泻、剧烈呕吐、大手术后的患者。

（3）供给营养物质，促进组织修复，增加体重，维持正氮平衡。常用于慢性消耗性疾病、胃肠道吸收障碍及不能经口进食（如昏迷、口腔疾病）的患者。

（4）输入药物，治疗疾病。如输入抗生素控制感染；输入解毒药物达到解毒作用；输入脱水药降低颅内压等。

二、操作步骤

1. 评估、解释

（1）评估：患者的病情、临床诊断、治疗情况；用药史、过敏史、家族史；心理状态、理解合作能力；输液部位的皮肤、血管情况及肢体活动情况。

（2）解释：向患者及家属解释静脉输液的目的、方法、配合要点、药物作用及其副作用。

2. 准备

（1）护士准备：衣帽整洁，修剪指甲，洗手，戴口罩。

（2）患者准备：患者了解一次性静脉输液的目的、操作过程及需配合的事项；药物作用及其副作用；排空大便、小便、取舒适卧位。

（3）环境准备：安静、整洁，光线充足，温湿度适宜。

（4）用物准备见表 24-1。

表 24-1　用物准备

用物	数量	用物	数量
治疗车	1 辆	一次性治疗巾	1 张
治疗盘	1 个	0.5%碘伏消毒液	1 瓶
弯盘	1 个	0.9%NS 500 ml	1 瓶
执行单	1 张	胶布/输液贴	1 卷
压脉带	1 根	一次性输液器	1 个
静脉输液模型	1 个	秒表	1 个
免洗手消毒液	1 瓶	锐器桶	1 个
标签贴	若干	生活垃圾桶	1 个
棉签	1 包	医疗垃圾桶	1 个
口罩	1 个		

3. 备药

（1）核对执行单、输液瓶贴、药物，在治疗室内按医嘱准备 09%生理盐水 500 ml。检查 0.9%生理盐水 500 ml 的有效期，瓶口及瓶身，倒置对光检查，液体有无浑浊、变色及絮状物。拉开拉环，取出棉签蘸取适量 0.5%碘伏消毒瓶塞至瓶颈部。再次核对执行单、输液瓶贴、药物，无误后将输液瓶贴倒贴于输液瓶上，勿覆盖输液瓶原有的标签。

（2）插输液器：检查输液器是否完好，输液器有效期，包装的密封性；打开包装，加固头皮针与输液管连接处，关闭调节器，取输液器粗针头插入瓶塞直至插头根部（注意手不可接触粗针头，以免污染药物）。

4. 操作前核对

携用物至患者床旁，核对患者执行单、腕带、药物，内容包括：床号、姓名、住院号，药名、浓度、剂量、用法、时间。

5. 排气

（1）调整好输液架的位置。

（2）将输液瓶倒挂于输液架上，倒持并上举茂菲氏滴管，打开调节器。药液到达茂菲氏滴管的 1/2~2/3 处后，迅速倒转滴管，并缓慢放低输液管使液体下降，直至排尽输液管及针头的空气（排至头皮针针柄处）。

（3）关闭调节器，将输液器放于外包装袋内或固定于输液架上。

6. 选择静脉

在穿刺部位的肢体下铺一次性治疗巾。在穿刺部位上方 6~8 cm 处扎压脉带（压脉带末端向上），嘱患者握拳，选择粗直、弹性好、相对固定、充盈的静脉（避开有炎症、溃烂、瘢痕、硬结处及静脉窦），探明静脉走向和深浅后松开压脉带。

7. 消毒

（1）确认穿刺部位后紧绷皮肤，用无菌棉签蘸取适量 0.5% 碘伏消毒液，由进针点向外周螺旋消毒，消毒直径须大于 5 cm。待干、备胶布和/或输液贴放于治疗巾上。

（2）再次扎上压脉带（不可跨越消毒部位），以同样的方法消毒第二次，第二次消毒范围覆盖第一次消毒范围。

8. 操作中核对

洗手，再次核对患者执行单、腕带、药物，内容包括：床号、姓名、住院号、药名、浓度、剂量、用法、时间。

9. 再次排气、穿刺

（1）核对无误后打开调节器再次排气，确认茂菲氏滴管以下输液管内无气泡后关闭调节器。

（2）取下针帽，嘱患者握拳，一手绷紧穿刺静脉下端皮肤，惯用手持针柄，针尖斜面向上。

（3）针头与皮肤呈 15°~30° 自静脉上方或侧面刺入皮下，再沿静脉方向潜行刺入，见回血后将针头放平，再沿静脉方向平行进针少许。

10. 三松一固定

（1）穿刺成功后，一手固定针柄，一手松开压脉带，嘱患者松拳，打开调节器开关（不可调节太大，避免大量药物进入静脉内）。

（2）观察液体输入顺畅，患者无不适后用第 1 条输液贴固定针柄。

（3）第 2 条输液贴覆盖进针处。

（4）将针头附近输液管 U 型缠绕，用第 3 条输液贴固定。必要时用第 4 条胶布。

11. 调节滴速

一手持秒表，一手持输液器的调节器，根据患者医嘱、病情、药物性质、年龄、心肺功能等调节液体滴速（一般成人为 40~60 滴/分，儿童为 20~40 滴/分），观察患者反应，询问患者感受。置呼叫器于患者易取处。

12. 操作后核对

操作后核对患者执行单、腕带、药物，内容包括：床号、姓名、住院号、药名、浓度、剂量、用法、时间。

13. 整理用物、记录

将压脉带放于回收桶中，一次性治疗巾弃于医疗垃圾桶。协助患者取舒适的体位，整理床单元；洗手，记录。

14. 拔针、按压

核对患者执行单、腕带、药物，确保患者当日液体输入完毕。减慢滴速或关闭调节器，一手固定针柄，另一手揭开胶布和/或输液贴；快速拔针后，用干棉签放于静脉上方按压至不出血为宜。

15. 操作后处理

协助患者取舒适卧位，整理床单元，清理用物，洗手，记录。

【健康指导】

1. 告知患者及其家属在输液过程中不能随意调节输液速度，注意保护输液部位。

2. 向患者介绍常见输液反应的症状及防治方法，告知患者一旦出现输液反应的表现，应及时告知医护人员。

3. 对于需要长期输液的患者，护士要做好患者的心理护理，消除其焦虑和厌烦情绪。

【注意事项】

1. 护士严格执行核对制度和无菌操作原则，防止差错事故及预防感染的发生。

2. 根据病情需要合理安排输液顺序，并根据治疗原则，按急、缓及药物半衰期等情况合理分配。

3. 对需要长期输液的患者，要注意保护和合理使用静脉，一般从远端小静脉开始穿刺（抢救时可例外）。

4. 输液前要排尽输液管及针头内的空气，药液滴尽前要及时更换输液瓶（袋）或拔针，严防造成空气栓塞。

5. 注意药物的配伍禁忌，对于刺激性或特殊药物，应在确认针头已刺入静脉内时再输入。

6. 严格掌握输液的速度。对有心、肺、肾疾病的患者，老年患者、婴幼儿以及输注高渗、含钾或升压药液的患者，要适当减慢输液速度；对严重脱水，心肺功能良好者可适当加快输液速度。

7. 输液过程中要加强巡视，注意观察下列情况：

（1）液体滴入是否通畅，针头或输液管有无漏液，针头有无脱出、阻塞或移位，输液管有无扭曲、受压等。

（2）有无溶液外溢，穿刺部位有无红、肿、热、痛、渗出等表现。有些药物如甘露醇、去甲肾上腺素等外溢后会引起局部组织坏死，如发现上述情况，应立即停止输液并通知医生予以处理。

（3）密切观察患者有无输液反应，如患者出现心悸、畏寒等情况，应立即减慢或停止输液，并通知医生，及时处理。

（4）输入刺激性、腐蚀性药物的过程中，应注意观察回血情况。确保导管（针头）在静脉内。

（5）每次观察巡视后，应做好记录（记录在输液巡视卡或护理记录单上）。

【图示】

一次性静脉输液的用物准备如图24-1所示，排气如图24-2所示，穿刺如图24-3所示，固定如图24-4所示。

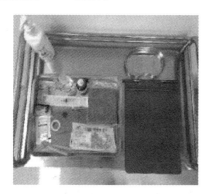

图24-1 一次性静脉输液的用物准备

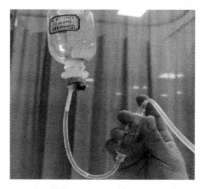

图24-2 排气

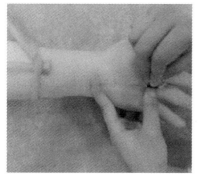

图24-3 穿刺

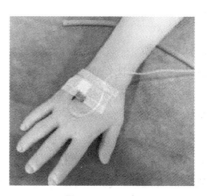

图24-4 固定

实训二十五　静脉留置针输液

【情景导入】

患者，女性，53 岁，因"咳嗽咳痰 20 天"入院，入院前 20 天，患者受凉后出现咳嗽、咳痰，咳嗽为阵发性，较剧烈，痰黄白色黏痰，不易咳出，伴咽痛、咽干，无肌肉酸痛，无头晕、乏力，无畏寒、发热，无心悸胸痛，无恶心、呕吐，无双下肢浮肿等。间断服用祛痰止咳药物治疗，可部分缓解，停药后咳嗽反复，为进一步诊疗，遂来院就诊，门诊以"肺炎"收入住院。患者此次起病以来，精神可，食欲、睡眠一般，大小便正常，体重无明显变化。完善相关检查，遵医嘱予以头孢他啶皮试，皮试阴性。现护士遵医嘱予以"0.9%NS 100 ml+头孢他啶 1.5g Q12h ivgtt"。

【教学目标】

- 掌握静脉留置针输液的操作流程。
- 熟悉静脉留置针输液的注意事项。
- 了解静脉留置针输液的用物准备。
- 具备处理静脉留置针输液过程中常见问题的能力，如输液不畅，液体外渗，局部感染等。
- 具备能够准确识别常见输液反应的能力，并能采取适当的护理措施预防和处理各种输液反应，完成监测和报告。
- 遵守静脉输液的相关法律法规和行业标志，树立依法行护、严谨求实的工作态度。

【实训步骤】

一、知识回顾

静脉留置针输液选择血管：

（1）宜选择上肢静脉作为穿刺部位，避开静脉瓣、关节部位及有瘢痕、炎症、硬结等处的静脉。

（2）成年人不宜选择下肢静脉进行穿刺，因易导致下肢静脉炎及血栓。

（3）小儿不宜首选头皮静脉，因经头皮静脉输液，一旦发生药液渗出，局部可能出现皮肤坏死，形成瘢痕，影响头发生长和美观。

（4）接受乳房根治术和腋下淋巴结清扫术的患者应选健侧肢体进行穿刺，有血栓史和血管手术史的静脉不应行静脉留置针穿刺。

二、操作步骤

1. 评估、解释

（1）评估：患者的病情、临床诊断、治疗情况；用药史、过敏史、家族史；心理状态、理解合作能力；输液部位的皮肤、血管情况及肢体活动情况。

（2）解释：向患者及家属解释静脉留置针输液的目的、方法、配合要点、药物作用及其副作用。

2. 准备

（1）护士准备：衣帽整洁，修剪指甲，洗手，戴口罩。

（2）患者准备：患者了解静脉留置针输液的目的、操作过程及需配合的事项；药物作用及其副作用；排空大便、小便、取舒适卧位。

（3）环境准备：安静、整洁，光线充足，温湿度适宜。

（4）用物准备见表25-1。

表 25-1　用物准备

用物	数量	用物	数量
治疗车	1辆	留置针	1个
治疗盘	1个	0.5%碘伏消毒液	1瓶
弯盘	1个	0.9%NS 100 ml	2瓶
执行单	1张	头孢他啶	1瓶
压脉带	1根	留置针敷贴	1张
静脉输液模型	1个	一次性输液器	1个
免洗手消毒液	1瓶	20 ml 注射器	1个
标签贴	若干	10 ml 注射器	1个
棉签	1包	秒表	1个
口罩	1个	锐器桶	1个
一次性治疗巾	1张	生活垃圾桶	1个
胶布	1卷	医疗垃圾桶	1个
治疗巾（布）	1张		

3. 备药

（1）双人核对执行单、输液瓶贴、药物，在治疗室内按医嘱准备药物。

（2）取0.9%生理盐水，检查有效期，瓶口及瓶身，倒置对光检查，液体有无浑浊、变色及絮状物。拉开塑胶拉环，取出棉签蘸取适量 0.5% 碘伏消毒液自瓶盖中心向外螺旋消毒至瓶颈，待干（同样的方法消毒两次）。取头孢他啶密封瓶，检查药物的名称、剂量、有效期及质量。去除塑料瓶盖，取出棉签蘸取适量 0.5% 碘伏消毒液，自密封瓶中心向外螺旋形消毒至瓶颈，待干（同样的方法消毒两次）。

（3）检查 20 ml 注射器的有效期及包装密封性，取出并接好针头，调节针尖斜面向下，松动活塞，吸入 2 ml 空气。取下针帽，注入空气，抽吸 2 ml 0.9% 生理盐水注入头孢他啶密封瓶中。利用腕部的力量，上下颠倒摇匀，倒转药瓶，使针头在液面下，抽吸完药液，右手食指固定针栓将注射器取出注入 100 ml 的 0.9% 生理盐水中。将注射器针头弃于锐器桶，针筒弃于医疗垃圾桶。再次核对执行单、输液瓶贴、药物，无误后将输液瓶贴倒贴于输液瓶上，勿覆盖输液瓶原有的标签。

（4）插输液器：检查输液器是否完好，输液器有效期，包装的密封性；打开包装，加固头皮针与输液管连接处，关闭调节器，取输液器粗针头插入瓶塞直至插头根部（注意手不可接触粗针头，以免污染药物）。

4. 操作前核对

携用物至患者床旁，核对患者执行单、腕带、药物，内容包括：床号、姓名、住院号、药名、浓度、剂量、用法、时间。确认患者头孢他啶皮试阴性。

5. 排气

（1）调整好输液架的位置。

（2）将输液瓶倒挂于输液架上，倒持并上举茂菲氏滴管，打开调节器。药液到达茂菲氏滴管的 1/2~2/3 处时，迅速倒转滴管，并缓慢放低输液管使液体下降，直至排尽输液管及针头的空气。

（3）关闭调节器，将输液器固定于输液架上。

（4）检查留置针的有效期、质量，将留置针连接于头皮针上，排气至留置针 Y 型接口处。

6. 选择静脉

在穿刺部位的肢体下铺一次性治疗巾。在穿刺部位上方 8~10 cm 处扎压脉带（压脉带末端向上），嘱患者握拳，选择粗直、弹性好、相对固定、充盈的静脉（避开有炎症、溃烂、瘢痕、硬结处及静脉窦），探明静脉走向和深浅后松开压脉带。

7. 消毒

（1）再次确认穿刺部位后，紧绷皮肤，用无菌棉签蘸取适量 0.5% 碘伏消毒液，由进针点向外周螺旋消毒，消毒直径须大于 8 cm。待干、备胶带和留置针敷贴放于治疗巾上。

（2）再次扎压脉带（不要跨越消毒部位），以同样的方法消毒第二次，第二次消毒范围覆盖第一次消毒范围。

8. 操作中核对

洗手，再次核对患者执行单、腕带、药物，内容包括：床号、姓名、住院号、药名、浓度、剂量、用法、时间。

9. 再次排气、穿刺

（1）核对无误后，打开调节器，再次排气，确认茂菲氏滴管以下输液管内无气泡后关闭调节器。

（2）取下针套，旋转、松动外套管。嘱患者握拳，绷紧皮肤，固定静脉，一手持留置针，使针头与皮肤呈 15°~30° 进针，见回血后，降低穿刺针角度（放平针翼），顺静脉方向再将穿刺针推进 0.2 cm，回退针芯 0.5 cm，推送松外套管。

（3）撤针芯：一手固定针座，另一手将针芯退出，放入锐器盒中。

10. 三松一固定

放松压脉带，嘱患者松拳，打开调节器开关。观察液体输入顺畅，患者无不适，用无菌透明敷贴对留置针做密闭式固定，用胶布固定留置针（高举平台法）和头皮针针柄处。洗手，填写留置针置管时间、置管人，并贴于留置针三叉处。

11. 调节滴速

一手持秒表，一手持输液器的调节器，根据患者医嘱、病情、药物性质、年龄、心肺功能等情况，调节液体滴速（一般成人为 40~60 滴/分，儿童为 20~40 滴/分），观察患者反应，询问患者感受。置呼叫器于患者易取处。

12. 操作后核对

操作后核对患者执行单、腕带、药物，内容包括：床号、姓名、住院号、药名、浓度、剂量、用法、时间。

13. 整理用物、记录

将压脉带放于回收桶中，一次性治疗巾弃于医疗垃圾桶。协助患者取舒适的体位，整理床单元；洗手，记录。

14. 封管液准备

液体输入完毕。取 10 ml 注射器抽吸 0.9% 生理盐水 5 ml，写上标签。将封管液置于无菌治疗盘内，携用物到病房。

15. 封管

（1）核对患者执行单、腕带、药物，内容包括：床号、姓名、住院号、药名、浓度、剂量、用法、时间。确认液体输入完毕。

（2）关闭输液器的调节器，去除头皮针针柄处胶带。连接封管液与头皮针，以脉冲式注入封管液，封管液剩下 0.5~1 ml 时，边推边拔针头（推液速度大于拔针速度），关闭留置针开关。

16. 拔留置针

确认留置针到期或医嘱停止输液，取棉签，无张力轻揭胶布；用干棉签放于穿刺点上方，迅速拔针，按压至不出血。

17. 操作后处理

协助患者取舒适卧位，整理床单元，清理用物；洗手，记录。

【健康指导】

1. 患者应注意保护留置针侧肢体，在不进行输液时，避免肢体长时间下垂或提举重物。

2. 患者勿自行调节滴速。

3. 保持留置针处皮肤清洁、干燥。

4. 局部皮肤或全身不适时，患者应及时告知医护人员。

【注意事项】

1. 一般静脉留置针可以保留 3~5 天，最好不要超过 7 天。严格按照产品说明执行。

2. 正确冲管和封管：

（1）输注药物前宜通过输入生理盐水确定导管在静脉内。

（2）冲管和封管应使用 10 ml 及以上注射器或一次性专用冲洗装置。

（3）给药前后宜用生理盐水脉冲式冲洗导管，如果遇到阻力或者抽吸无回血应进一步确定导管的通畅性，不应强行冲洗导管。

（4）输液完毕应用导管容积加延长管容积 2 倍的生理盐水或肝素盐水正压封管。

3. 透明敷料更换注意事项：无菌透明敷料应至少 7 天更换一次，若穿刺部位发生渗液、渗血时应及时更换敷料，若穿刺部位的敷料发生松动、污染或敷料完整性受损时应立即更换。

【图示】

静脉留置针输液的用物准备如图 25-1 所示，连接留置针与输液器如图 25-2 所示，留置针针芯退针手法如图 25-3 所示，固定留置针如图 25-4 所示。

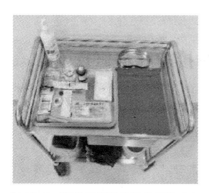

图 25-1　静脉留置针输液的用物准备

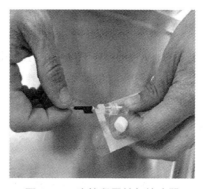

图 25-2　连接留置针与输液器

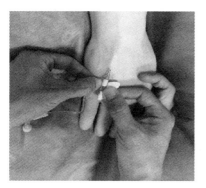

图 25-3　留置针针芯退针手法

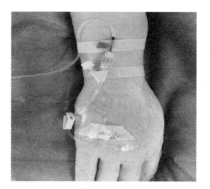

图 25-4　固定留置针

实训二十六　密闭式间接静脉输血技术

【情景导入】

　　患者，男性，54岁，因长期酗酒导致酒精性肝硬化，近期出现黄疸、腹水等严重症状，诊断为肝功能衰竭。由于患者肝功能严重受损，凝血功能下降，须进行血浆输入治疗以改善病情。护士现遵医嘱为患者进行新鲜冰冻血浆200 ml、0.9%生理盐水100 ml（冲管用）静脉滴注。

【教学目标】

- 掌握密闭式间接静脉输血技术的操作流程。
- 熟悉密闭式间接静脉输血技术的注意事项。
- 了解密闭式间接静脉输血技术的用物清单。
- 具备为患者正确进行密闭式间接静脉输血技术的能力。
- 具备早期识别输血反应的能力。
- 具备依法行护，严谨求实的工作态度。
- 树立关爱生命，全心全意为患者服务的职业情感。

【实训步骤】

一、知识回顾

静脉输血的目的：

　　（1）补充血容量：增加有效循环血容量，改善心肌功能和全身血液灌流，提高血压，促进循环。

　　（2）纠正贫血：增加血红蛋白含量，促进携氧功能。

　　（3）补充血浆蛋白：增加蛋白质，改善营养，维持胶体渗透压，减少组织渗出和水肿，保持有效循环血量。

　　（4）供给血小板和各种凝血因子：改善凝血功能，有助于止血。

　　（5）输入抗体、补体等成分：增强机体免疫力，提高机体抗感染能力。

　　（6）排除有害物质：用于一氧化碳、苯酚等化学物质中毒时，血红蛋白失去运氧能力或不能释放氧气供组织利用。为了改善组织、器官的缺氧状况，可以通过换血疗法，把不能释放氧气的红细胞换出。溶血性输血反应及重症新生儿溶血病时，可采用换血法。为排除血浆中的自身抗体，也可采用换血浆法。

二、操作步骤

1. 评估、解释

（1）评估：患者的病情、治疗情况；血型、输血史及过敏史；心理状态及对输血相关知识的认知。

（2）解释：静脉输血的目的、方法、注意事项及配合要点。

2. 准备

（1）护士准备：衣帽整洁，修剪指甲，洗手，戴口罩。

（2）患者准备：患者了解静脉输血的目的、方法、注意事项及配合要点。

（3）环境准备：安静、整洁，光线充足，温湿度适宜。

（4）用物准备见表26-1。

表 26-1　用物准备

用物	数量	用物	数量
一次性输血器	1个	标签	若干
0.5%碘伏消毒液	1瓶	无菌手套	1双
压脉带	1根	执行单	1张
棉签	1包	免洗手消毒液	1瓶
治疗盘	1个	新鲜冰冻血浆	2U
弯盘	1个	一次性治疗巾	1张
0.9%生理盐水 100 ml	1瓶	锐器桶	1个
胶布/输液贴	1卷	生活垃圾桶	1个
病历	1本	医疗垃圾桶	1个
输血记录单	1张		

3. 准备药液

（1）根据医嘱核对生理盐水瓶签（床号、姓名、住院号、药名、浓度、剂量、用法、时间等）；检查 100 ml 的 0.9%生理盐水药物有效期，瓶身有无破损，倒立对光检查有无浑浊、沉淀或絮状物，贴上瓶签；消毒瓶口，待干，同法消毒 2 次。

（2）检查一次性输血器的有效期、质量，打开包装，加固头皮针与输血器连接处，关闭调节器开关，将粗针头插入生理盐水瓶中，将外包装套在生理盐水瓶外，置于治疗盘中备用。

4. 核对

携用物至患者床旁，核对执行单、患者、药液，包括：床号、姓名、住院号、药名、浓度、剂量、用法、时间等。

5. 挂瓶、排气

（1）调整好输液架的位置。

（2）将生理盐水瓶倒挂于输液架上，倒持输血器滴管、上举，打开调节器，药液到达滴管 1/2~2/3 处后，迅速倒转滴管，并缓慢放低输血器管道使液体下降，直至排尽输血器管道及针头的空气（排至针柄处），将排好气的输血器固定于输液架上。

6. 选择静脉

协助患者取舒适卧位。护士在穿刺侧肢体下垫一次性治疗巾，距离穿刺点 6 cm 上方扎压脉带，嘱患者握拳，选择粗、直、弹性好、相对固定的静脉，避开关节及静脉瓣。选定血管后，松开压脉带。

7. 消毒

（1）用无菌棉签蘸取适量 0.5% 碘伏消毒液以穿刺点为中心，消毒范围 ≥5 cm，待干；备胶布或输液贴。

（2）扎上压脉带（不要跨越消毒部位），同法再次消毒，待干。

8. 操作中核对

再次核对执行单、患者、药液。避免差错事故的发生。

9. 穿刺

（1）打开调节器再次排气，确认输血器滴管以下管道内无气泡后关闭调节器；取下针帽，左手拇指绷紧穿刺静脉下端皮肤，右手持针柄，针尖斜面向上，针头与皮肤呈 15°~30° 自静脉上方或侧面刺入，见回血后将针头放平，再沿静脉方向平行进针少许。

（2）放松压脉带，嘱患者松拳，打开调节器开关。

10. 固定

观察液体输入顺畅，患者无不适后，用第 1 条胶布（或输液贴）固定针柄；第 2 条胶布（或输液贴）覆盖进针处；用第 3 条胶布（或输液贴）将针头附近管道 U 型固定；必要时用第 4 条胶布固定。

11. 调滴速

根据患者病情、年龄、心肺功能等调节液体滴速，观察患者反应，询问感受。

12. 摇匀血液

戴手套，以手腕旋转动作将血袋内的血液轻轻摇匀，避免剧烈震荡。

13. 连接输血袋进行输血

与另一名护士双人核对患者床号、姓名、性别、年龄、住院号、科室、血型、血液种类、血袋号、血液有效期、交叉配血试验结果、剂量及血液的外观等。打开储血袋封口，常规消毒开口处塑料管。确认无误，将输血器针头从生理盐水瓶上拔出，插入输血器的输血接口，将储血袋挂于输液架上。

14. 调节滴速

开始输入时速度宜慢，一般为 15~20 滴/分，观察 15 分钟。

15. 操作后处理

（1）核对患者床号、姓名、性别、年龄、住院号、科室、血型、血液种类、血袋号、血液有效期、交叉配血试验结果、剂量及血液的外观等。

（2）撤去治疗巾、压脉带，协助患者取舒适卧位，整理床单元。

（3）将呼叫器放于患者易取处。

（4）整理用物，洗手，记录。

16. 再次调节滴速

输血 15 分钟后，再次为患者测量生命体征，观察患者有无不适。患者无不良反应后，再根据病情及年龄调节滴速，成人一般为 40~60 滴/分。

17. 过程监测

患者输血过程中，密切观察病情变化。一般情况下在输血 1 小时后，输血完毕时均应监测生命体征。

18. 输血完毕后处理

（1）消毒生理盐水瓶口，待干，同法消毒 2 次；将输血器拔出，插入生理盐水瓶中。待输血器管道冲洗干净后，拔出头皮针。嘱患者按压至不出血为宜。

（2）将头皮针与输血器粗针头剪下放入锐器桶中，输血袋放于回收桶中。

（3）协助患者取舒适卧位，整理床单元，洗手，记录。

【健康教育】

1. 向患者说明输血速度调节的依据，告知患者勿擅自调节滴速。

2. 向患者介绍常见输血反应的症状和防治方法。并告知患者，一旦出现不适症状，应及时使用呼叫器。

3. 向患者介绍输血的适应证和禁忌证。

4. 向患者介绍有关血型的知识和做血型鉴定及交叉配血试验的意义。

【注意事项】

1. 在取血和输血过程中，要严格执行无菌操作及核对制度。在输血前，一定要由两名护士按照需核对的项目再次进行核对，避免差错事故的发生。

2. 输血前后及两袋血之间需要滴注少量生理盐水，以防发生不良反应。

3. 血液内不可随意加入其他药品，如钙剂、酸性及碱性药品、高渗或低渗液体，以防血液凝集或溶解。

4. 输血过程中，一定要加强巡视，观察有无输血反应的征象，并询问患者有无任何不适反应。一旦出现输血反应，应立刻停止输血，并按输血反应进行处理。

5. 严格掌握输血速度，对年老体弱、严重贫血、心衰患者应谨慎，滴速宜慢。

6. 对急症输血或大量输血患者可行加压输血，输血时可直接挤压血袋、卷压血袋输血或应用加压输血器等。加压输血时，护士须在床旁守护，输血完毕及时拔针，避免发生空气栓塞反应。

7. 取回的血液，输注时间一般不超过 4 小时。

8. 输完的血袋送回输血科保留 24 小时，以备患者在输血后发生输血反应时检查分析原因。

【图示】

输血的用物准备如图 26-1 所示，排气如图 26-2 所示，调节滴速如图 26-3 所示，固定如图 26-4 所示。

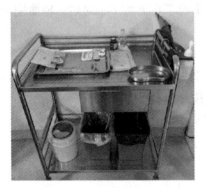

图 26-1　输血的用物准备

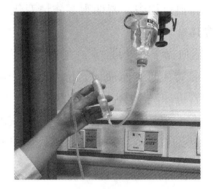

图 26-2　排气

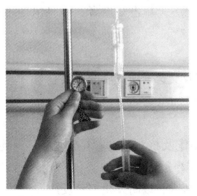

图 26-3　调节滴速

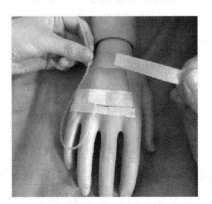

图 26-4　固定

实训二十七　静脉血标本采集技术

【情景导入】

患者，女性，54岁，因"反复发热15天，咳嗽、咳痰1周"入院。患者于15天前受凉后出现发热，体温未测，伴畏寒、寒战，口服药物后好转（具体不祥），但症状间断反复，最高体温39℃，无头昏、头痛、咽痛、心累、气促、尿频、尿痛等症状，1周前出现咳嗽、咯白色泡沫痰，为进一步治疗，门诊以"发热待诊"收入感染科。患病以来，体重下降约3kg。既往史：一般情况良好，否认肝炎、结核及其他传染病史，否认手术史。体温（T）39.4℃，脉搏（P）110次/分，呼吸（R）21次/分，血压（BP）85/54 mmHg。神志清楚，急性病容，心界不大，心律齐，二尖瓣区可闻及杂音，双肺未闻及杂音。甲、乙型流感抗原检测阴性。胸部CT：1. 右肺上叶前段小结节，考虑炎性结节。2. 双肺下叶少许慢性炎性灶。3. 心包中量积液。心脏彩超：二尖瓣前叶稍强回声团，考虑赘生物（请结合临床，建议治疗后复查）；左房增大，左室收缩功能测值正常，舒张功能正常，心包积液（少量）。初步诊断：发热待查：感染性心内膜炎可能性大。患者今晨未进食，入科后护士遵医嘱立即予以血培养1套、血常规、凝血常规、住院生化、免疫四项等静脉血标本采集。

【教学目标】

- 掌握静脉血标本采集的操作流程及采集顺序。
- 熟悉静脉血标本采集的注意事项。
- 了解真空负压采血管、血培养瓶的类型。
- 具备为患者正确采集静脉血标本的能力。
- 能遵守操作要求，规范职业行为。
- 具备严谨求实的工作态度。

【实训步骤】

一、知识回顾

静脉血标本采集的目的：

（1）全血标本用于对血细胞成分的检查。

（2）血浆标本用于凝血因子测定和游离血红蛋白以及部分临床生化检查。

（3）血清标本用于大部分临床检查和免疫学检查。

（4）血培养标本用于培养检测血液中的病原菌。

二、操作步骤

1. 评估、解释

（1）评估：患者的病情、治疗情况、意识状态、肢体活动能力；对静脉血标本采集的认知程度及合作程度；有无生理因素影响，如吸烟、饮食、运动、情绪波动、饮酒、饮茶或咖啡等。

（2）解释：向患者及家属解释静脉血标本采集的目的、方法、注意事项及配合要点。

2. 准备

（1）护士准备：衣帽整洁，修剪指甲，洗手，戴口罩。

（2）患者准备：取舒适卧位，暴露穿刺部位。需要空腹采血的检测项目，空腹要求至少禁食8小时，12~14小时为宜。采血前24小时，不宜剧烈运动，采血前宜静息至少5分钟。

（3）环境准备：安静、整洁，光线充足，温湿度适宜。

（4）用物准备见表27-1。

表27-1　用物准备

用物	数量	用物	数量
真空负压采血管	遵医嘱	无菌手套	1双
血培养瓶	遵医嘱	治疗盘	1个
一次性治疗巾	1张	免洗手消毒液	1瓶
压脉带	1根	检验申请单	1张
0.5%碘伏消毒液	1瓶	胶布	1卷
75%乙醇消毒液	1瓶	弯盘	1个
棉签	1包	医疗垃圾桶	1个
标签/条形码	遵医嘱	生活垃圾桶	1个
一次性密闭式双向采血针	1个	锐器盒	1个

3. 贴标签或条形码

双人核对医嘱、检验申请单（或医嘱执行单）、标签（或条形码）及标本容器，无误后贴标签（或条形码）于血培养瓶和真空负压采血管外壁上。

4. 核对

携用物至患者床旁，依据检验申请单核对患者床号、姓名、腕带；核对检验申请单、血培养瓶、真空负压采血管以及标签（或条形码）是否一致。

5. 选择静脉

将一次性治疗巾置于穿刺部位下，在穿刺点上方 6 cm 处扎压脉带，嘱患者握拳，使静脉充盈，选择合适的静脉血管（粗、直弹性好，无炎症、水肿、结节、瘢痕、破损的静脉）。确定静脉血管后，松开压脉带。

6. 消毒

第一次常规消毒皮肤，直径不少于 5 cm，待干；准备胶布 1~2 条；扎上压脉带，同法进行第二次消毒。

7. 操作中核对

再次核对患者床号、姓名、腕带；核对检验申请单、血培养瓶、真空负压采血管以及标签（或条形码）是否一致。

8. 戴手套

按无菌原则，戴上无菌手套。

9. 穿刺

在穿刺部位下方握住患者手臂，拇指于穿刺点下方 2.5~5.0 cm 处向下牵拉皮肤固定静脉，避免触碰消毒区；取下采血针护针帽，保持针头斜面向上，使采血针与穿刺点呈 15°~30° 左右的角度刺入静脉。成功穿刺入静脉后，沿静脉走向继续推进少许，见回血，用胶布固定针柄。

10. 采血

（1）血培养标本

①护士进行手卫生，检查血培养瓶是否完好无损、是否过期。

②护士去除血培养瓶的塑料瓶盖，使用 75% 乙醇消毒，自然干燥 60 s。

③将采血针密闭端针头插入瓶塞，留取所需血量。采血量为成人每瓶采血量 8~10 ml，或按照说明书采集；婴幼儿及儿童采血量不应超过患者总血量的 1%，具体采血量参考说明书；对亚急性细菌性心内膜炎患者，为提高培养阳性率，采血 10~15 ml。采血顺序为，先厌氧瓶再需氧瓶。

④采血毕，拔出最后一瓶血培养瓶后，进行普通静脉血标本采集。

（2）普通静脉血标本

采血：将采血针的另一端刺入真空负压采血管，采血至需要量。如需多管采血，可再接入所需的真空管，不同采血管的采集顺序如下：①柠檬酸钠抗凝采血管；②血清采血管，包括含有促凝剂和/或分离胶；③含有或不含分离胶的肝素抗凝采血管；④含有或不含分离胶的 EDTA 抗凝采血管；⑤葡萄糖酵解抑制采血管。

拔针、按压：采血毕，先拔真空管，再迅速拔出针头，按压至不出血为宜。

11. 操作后处理

（1）再次核对检验申请单、患者信息、标本容器和标本条形码是否一致。

（2）取下一次性治疗巾，整理床单元，协助患者取舒适卧位。

（3）分类整理用物，卫生手消毒，记录。

（4）标本送检：如有标本流转系统则"登陆标本流转系统扫描化验条形码，送检标本"，以免影响检验结果。血培养标本运送：血培养瓶应在 2h 之内送至检验室孵育或上机；如不能及时送检，应将血培养瓶置于室温下，切勿冷藏或冷冻。应采用密封的塑料袋和硬质防漏的容器运送标本。若运送到参考检验室，应使用符合生物安全规定的包装。

【健康教育】

1. 向患者或家属说明采集血液标本的目的与配合要求。

2. 向患者解释空腹采血的意义，嘱其在采血前空腹。采血后，压迫止血的时间不宜过短。

3. 向患者或家属说明如在采集标本前患者已使用抗生素，应向医护人员说明。

【注意事项】

1. 严格执行核对制度及无菌技术操作原则。

2. 采血时间

（1）空腹采血：血液生化检验一般要求早晨空腹安静时采血。护士应指导患者晚餐后禁食，至次日晨采血，空腹约 12~14 小时。理想的采血时间是早晨 7:00~9:00。

（2）定时采血：为了解有昼夜节律性变动的指标，应定时采血，即在规定的时间段内采集标本。如口服葡萄糖耐量试验、药物血浓度监测、激素测定等应定时采血。血样采集应在不服药期间进行。

（3）采血时间有特殊要求的常见检测项目如下：

①血培养：寒战或发热初期，抗生素应用之前采集最佳；急性心内膜炎应立即采集血培养，宜在经验用药前 30 分钟内不同部位采集 2~3 套血培养；亚急性心内膜炎宜每隔 0.5~1 小时采集 1 套血培养，不同部位共采集 3 套血培养，如 24 小时培养阴性，宜加做 2 套血培养。

②促肾上腺皮质激素及皮质醇：生理分泌有昼夜节律性，常规采血时间为：8:00、16:00 和 24:00。

③女性性激素：生理周期的不同阶段有显著差异，采血日期需遵医嘱，采血前与患者核对生理周期。

④药物浓度监测：具体采血时间遵医嘱，采血前与患者核对末次给药时间。

⑤口服葡萄糖耐量试验：试验前 3 天正常饮食，试验日先空腹采血，随后将 75 g 无水葡萄糖溶于 300 ml 温水中，在 5 分钟内喝完。在服第一口葡萄糖时计时，并于 2 小时后采血，其他时间点采血遵医嘱。

⑥血液疟原虫检查：最佳采血时间为寒战发作时。

3. 采血部位皮肤必须干燥，扎压脉带不可过紧、压迫静脉时间不宜过长。宜在采集第一管血时松开压脉带，压脉带使用时间以不超过40秒为宜，否则容易引起瘀血、静脉扩张，并且影响某些指标的检查结果，还会给患者带来不适。

4. 采血顺序：采集血培养标本时，如同时加做霉菌血液培养时，血液注入顺序：厌氧血液培养瓶→需氧血液培养瓶→霉菌血液培养瓶。真空采血器采血时，应按下列顺序采血：血培养瓶→柠檬酸钠抗凝采血管→血清采血管（包括含有促凝剂和/或分离胶）→肝素抗凝采血管（含有或不含分离胶）→EDTA抗凝采血管（含有或不含分离胶）→葡萄糖酵解抑制采血管。

5. 凡全血标本或需抗凝血的标本，采血后立即上下颠倒5~10次混匀，不可用力震荡。

6. 标本采集后应及时送检，以免影响检验结果。

【图示】

采血的用物准备如图27-1所示，进针如图27-2所示，采血针密闭端针头插入采血管如图27-3所示，拔采血管、拔针如图27-4所示。

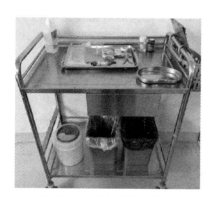
图27-1 采血的用物准备

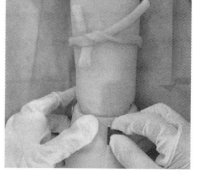
图27-2 进针

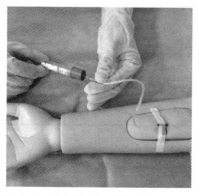
图27-3 采血针密闭端针头插入采血管

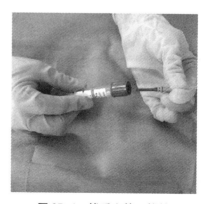
图27-4 拔采血管、拔针

实训二十八　心肺复苏—基础生命支持技术

【情景导入】

患者，女性，22 岁，在运动会长跑过程中，突然倒地，失去意识，心跳和呼吸骤停。一名大三护理学专业学生立即上前施救，周围同学帮忙拨打了 120 急救电话。

【教学目标】

- 掌握心肺复苏—基础生命支持技术的操作流程。
- 熟悉心肺复苏—基础生命支持技术的注意事项。
- 了解心跳、呼吸停止的临床表现。
- 具备为心跳、呼吸骤停的患者正确进行基础生命支持技术的能力。
- 培养学生生命至上的急救意识和团队协作精神。

【实训步骤】

一、知识回顾

心肺复苏—基础生命支持技术的目的：

(1) 通过实施基础生命支持技术，建立患者的循环、呼吸功能。

(2) 保证重要脏器的血液供应，尽快促进心跳、呼吸功能的恢复。

二、操作步骤

1. 准备

(1) 用物准备见表 28-1。

表 28-1　用物准备

用物	数量	用物	数量
纱布（可用现场用物替代）	2个	弯盘（可用现场用物替代）	1个
手电筒（可用现场用物替代）	1个		

2. 评估

评估：确认现场环境安全。

3. 识别心脏骤停

（1）双手轻拍患者，并分别在患者两侧耳边大声呼唤"喂，您怎么了！"禁忌摇晃患者肩部。

（2）患者无应答，5~10秒内检查患者呼吸和脉搏。

判断呼吸：听是否有气流声音，用面部感觉是否有气流，同时看是否有胸廓起伏。

判断脉搏：食指和中指并拢，从患者的气管正中部位向旁滑移2~3 cm，在胸锁乳突肌内侧轻触颈动脉搏动（首选近侧颈动脉），并大声数数"1001、1002、1003……"，并判断患者有无自主呼吸、有无大动脉搏动。

4. 启动应急系统

（1）呼叫旁人帮忙拨打急救电话，如果附近有除颤仪，可叫人帮忙取用。

（2）记录发现患者无意识的时间。

（3）摆体位：将患者仰卧于硬板地上，身体成一条直线，头后仰。（若卧于硬板床上，应去枕；若卧于软床上，应在患者背部垫硬板或心脏按压板。）

（4）解开衣领、围巾及腰带。

5. 胸外心脏按压术（单人）

（1）抢救者跪于或站在患者一侧，双腿分开与肩同宽。

（2）按压部位及手法：以两乳头连线的中点为按压点；定位手掌根部接触患者胸部皮肤，另一手搭在定位手背上，双手重叠，十指交叉相扣；定位手的5个手指翘起。

（3）按压方法：双肘关节伸直，依靠操作者的体重，肘及臂力，有节律地垂直施加压力；每次按压后迅速放松，放松时手掌根部不离开胸壁，注意使胸廓充分回弹。

（4）按压深度：成人5~6 cm（儿童、婴儿至少胸部前后径的1/3，儿童约5 cm，婴儿约4 cm）。

（5）按压频率：每分钟100~120次。

6. 开放气道

检查颈椎有无损伤，选择合适的开放气道的方法。若无损伤，将患者头偏向一侧，清除口腔、气道内分泌物或异物，有义齿者应取下。

（1）仰头抬颏法：抢救者一手的小鱼际置于患者前额，用力向后压使其头部后仰，另一手食指、中指置于患者的下颌骨下方，将颏部向前上抬起。

（2）仰头抬颈法：抢救者一手抬起患者的颈部，另一手以小鱼际置于患者前额，用力向后压使其头部后仰，颈部上托。

（3）双下颌上提法：抢救者双肘置患者头部两侧，持双手食、中、无名指放在患者下颌角后方，向上或向后抬起下颌。

7. 人工呼吸

按压与人工呼吸的比为30∶2，每次吹气时间大于1秒，或潮气量500~600 ml。有效指标：患者胸部起伏，且呼气时听到或感到有气体逸出。

（1）口对口人工呼吸法

①在患者口鼻盖一单层纱布/隔离膜。

②抢救者用保持患者头后仰的拇指和食指捏住患者鼻孔。

③双唇包住患者口部（不留空隙），吹气，必须使胸廓扩张。

④吹气毕，松开捏住鼻孔的手，抢救者头稍抬起，侧转换气，同时注意观察胸部复原情况；呼吸频率为 5~6 秒一次呼吸（10~12 次/分钟）。

（2）口对鼻人工呼吸法

用仰头抬颏法，同时抢救者用举颏的手将患者口唇紧闭；深吸一口气，双唇包住患者鼻部吹气，吹气的方法同口对口吹气。

（3）口对口鼻人工呼吸法（适用于婴幼儿）

抢救者双唇包住患者口鼻部均匀缓缓吹气，吹气时间要短，防止气体进入胃部，引起胃膨胀。

8．评价

五个循环后，判断心肺复苏是否有效。判断颈动脉是否有搏动，自主呼吸是否恢复。判断心肺复苏的有效指征如下：

（1）瞳孔：瞳孔由大变小；有时可有对光反射。

（2）颈动脉：触摸颈动脉有搏动；血压维持在 60 mmHg 以上。

（3）面色：面色、口唇和甲床由紫绀转为红润。

（4）神志：昏迷变浅，出现反射或挣扎。

（5）呼吸：自主呼吸恢复。

如已恢复，记录复苏成功时间，摆复苏体位，去枕头偏向一侧，实施进一步生命支持。

【注意事项】

1．识别心脏、呼吸骤停后，应立即启动紧急救护系统。

2．按压部位要准确、力度要合适，防止胸骨、肋骨压折。

3．心肺复苏的顺序是按压-开放气道-人工呼吸（C-A-B）。

4．按压的频率是 100~120 次/分。若没有正常呼吸，有脉搏，给予人工呼吸的频率为每 6 秒 1 次呼吸或每分钟 10 次呼吸，并每 2 分钟检查一次脉搏，如果没有脉搏，立即开始心肺复苏。

【图示】

心肺复苏—基础生命支持技术中的几种开放气道方法，其中，仰头抬颏法如图 28-1 所示，仰头抬颈法如图 28-2 所示，双下颌上提法如 28-3 所示，复苏体位如 28-4 所示。

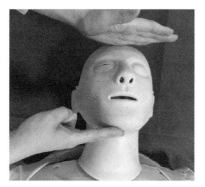

图 28-1　仰头抬颏法

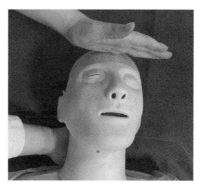

图 28-2　仰头抬颈法

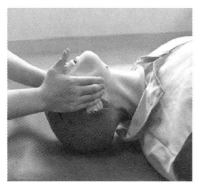

图 28-3　双下颌上提法

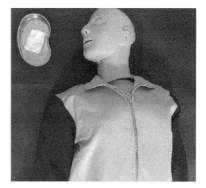

图 28-4　复苏体位

第二部分

评分标准

铺备用床考核评分标准

班级：　　　　学号：　　　　姓名：　　　　主考：　　　　　年　　月　　日

项目	内　容	分值/分	得分/分	备注
准备 (6分)	1. 护士准备：衣帽整洁、修剪指甲、洗手、戴口罩	2		
	2. 环境准备：安静、整洁、光线充足、通风良好，病室内无患者进行治疗或进餐	2		
	3. 用物准备：治疗车、枕芯、枕套、棉胎、被套、大单、床褥、床刷、床刷套、口罩、医疗垃圾桶、生活垃圾桶	2		
操作步骤 (84分)	1. 放置用物：铺床用物按操作顺序，自下而上将枕芯、枕套、棉胎、被套、大单、床褥放于治疗车上，推至患者床旁，有脚轮的床，固定脚轮闸，必要时调整床的高度	2		
	2. 移开床旁桌、床旁椅：移开床旁桌，距离床20 cm左右；移开床旁椅放于床尾正中，将铺床用物放于床旁椅上	2		
	3. 检查床垫：检查床垫或根据需要翻转床垫	2		
	4. 铺床褥：将床褥齐平床头，整边对齐床纵中线放于床垫对侧，由对侧向近侧打开，再由三折处下拉至床尾，铺平床褥	4		
	5. 铺大单： (1) 站于床头右侧，将大单的整边、须边分别对齐床面纵、横中线，依次打开大单（4分） (2) 铺近侧床头角：远离床头的手托起床垫一角，靠近床头的手伸过床头中线将大单折入床垫下，并交于托床垫的手，靠近床头的手扶住床角，将床垫放平（4分） (3) 做角：用远离床头的手将距床头30 cm处大单边缘提起，使大单侧看呈等边三角形，以床沿为界将三角形分为上下两个部分（4分）；先将上半部分置于床上，下半部分平整塞于床垫下，再捏住上半部分距离三角形顶点3～5 cm处向下拉并由顶点依次向后平整塞于床垫下（4分） (4) 将大单拉至床尾，同步骤(2)～(3)铺床尾角（2分） (5) 移至床中间处，两手下拉大单中部边缘，塞于床垫下（2分） (6) 转至床对侧，同法铺对侧大单（4分）	24		
	6. 铺棉被（S形）： (1) 将被套整边对齐床纵中线，须边（有系带一侧）距离床头15 cm，放于近侧大单上（4分） (2) 依次打开被套，将被套尾部开口端打开至1/3处。（4分） (3) 将棉胎放于被套尾端开口处，棉胎底边与被套开口缘平齐（4分）；拉棉胎上缘中部至被头中部（4分）；先充实近侧棉胎角（2分），再充实对侧棉胎角（2分），展开棉胎，平铺于被套内（4分） (4) 移至床尾中间处，将棉胎朝两侧展平；依次将被套下层、棉胎、被套上层展平（4分） (5) 系好被套尾端处系带（4分） (6) 折被筒：移至床左侧，平齐床缘内折被上半部分，再内折棉被下半部分，将棉被尾端反折与床尾平齐（4分）；同法折对侧棉被（4分）	40		
	7. 套枕套：在治疗车或床尾椅上套枕套，充实枕头四角，整理枕头，并将枕头横放于床头。枕套开口处应背门	5		
	8. 移回床旁桌、床旁椅	3		
	9. 整理用物、洗手	2		

续表

项目	内　　容	分值/分	得分/分	备注
要求 (10分)	1. 操作熟练，无多余动作，手法正确，操作省时、节力	2		
	2. 大单与床中线对齐，四角平整、扎紧	2		
	3. 枕头平整、充实，开口背门	2		
	4. 病室环境整洁、美观	2		
	5. 时间不超过 5 分钟，每超过 30 秒扣 1 分	2		
总分		100		

铺暂空床考核评分标准

班级： 学号： 姓名： 主考： 年 月 日

项目	内 容	分值/分	得分/分	备注
评估解释(4分)	1. 评估：患者是否可以离床活动或外出检查	2		
	2. 解释：向暂时离床活动或外出检查的患者及家属解释操作目的	2		
准备(6分)	1. 护士准备：衣帽整洁、修剪指甲、洗手、戴口罩	2		
	2. 环境准备：安静、整洁、光线充足、通风良好，病室内无患者进行治疗或进餐	2		
	3. 用物准备：治疗车、枕芯、枕套、棉胎、被套、大单、床褥、床刷、床刷套、口罩、医疗垃圾桶、生活垃圾桶	2		
操作步骤(80分)	1. 放置用物：铺床用物按操作顺序，自下而上将枕芯、枕套、棉胎、被套、大单、床褥放于治疗车上，推至患者床旁，有脚轮的床，固定脚轮闸，必要时调整床的高度	2		
	2. 移开床旁桌、床旁椅：移开床旁桌，距离床20 cm左右；移开床旁椅放于床尾正中，将铺床用物放于床旁椅上	2		
	3. 检查床垫：检查床垫或根据需要翻转床垫	2		
	4. 铺床褥：将床褥须边齐平床头，整边对齐床纵中线放于床垫对侧，由对侧向近侧打开，再由三折处下拉至床尾，铺平床褥	4		
	5. 铺大单： (1) 站于床头右侧，须边对齐纵中线，半整边（下层是整边，上层是须边）对齐横中线，先床头再床尾依次打开（2分） (2) 将近侧大单下拉展平，再将对侧大单越过纵中线开口朝外放于床褥上（2分） (3) 铺近侧床头角：远离床头的手托起床垫一角，靠近床头的手伸过床头中线将大单折入床垫下，并交于托床垫的手，靠近床头的手扶住床角，将床垫放平（4分） (4) 做角：用远离床头的手将距床头30 cm处大单边缘提起，使大单看呈等边三角形，以床沿为界将三角形分为上下两个部分（2分）；先将上半部分置于床上，下半部分平整塞于床垫下，再捏住上半部分距离三角形顶点3~5 cm处向下拉并由顶点依次向后平整塞于床垫下（4分） (5) 移至床尾，同步骤(2)~(4)铺床尾角（4分） (6) 移至床中间处，两手下拉大单中部边缘，塞于床垫下（2分） (7) 转至床对侧，同法铺对侧大单（4分）	24		
	6. 铺棉被（滚筒式）： (1) 将被套整边对齐床纵中线，须边（有系带一侧）距离床头15 cm，放于近侧大单，依次打开（4分） (2) 将棉胎须边平齐被套头端，整边对齐床面纵中线，放于近侧，依次展平铺于被套上（4分） (3) 先将棉被近侧、对侧床头角向内折叠成小三角形状（4分），再将被套与棉胎一并自床头卷向床尾（4分） (4) 找到被套开端，将被套翻转至正面，并自床尾向床头展平（4分） (5) 依次将近侧、对侧床头角拉出使其充实（4分），移至床尾将被套下层、棉胎、被套上层展平，系好被套尾端开口处系带（4分） (6) 折筒：移至左侧床头，平齐床缘内折棉被上半部分，再内折棉被下半部分（4分），将棉被尾端反折与床尾平齐（2分）；移至右侧床头，同法折被筒（4分） (7) 将被子上端内折，然后扇形三折于床尾，并使之齐平（4分）	42		

续表

项目	内　　　容	分值/分	得分/分	备注
	7. 套枕套：在治疗车或床尾椅上套枕套，充实枕头四角，整理枕头，并将枕头横放于床头。枕套开口处应背门	2		
	8. 移回床旁桌、床旁椅	1		
	9. 整理用物、洗手	1		
要求(10分)	1. 操作熟练，无多余动作，手法正确，操作省时、节力	2		
	2. 大单与床中线对齐，四角平整、扎紧	2		
	3. 枕头平整、充实，开口背门	2		
	4. 病室环境整洁、美观	2		
	5. 时间不超过5分钟，每超过30秒扣1分	2		
总分		100		

铺麻醉床考核评分标准

班级：　　　　学号：　　　　姓名：　　　　主考：　　　　年　　月　　日

项目	内　　　容	分值/分	得分/分	备注
评估(2分)	评估：患者的诊断、病情、手术和麻醉方式、术后需要的抢救或治疗物品等	2		
准备(6分)	1. 护士准备：衣帽整洁、修剪指甲、洗手、戴口罩	2		
	2. 环境准备：安静、整洁、光线充足、通风良好，病室内无患者进行治疗或进餐	2		
	3. 用物准备： 治疗车、床褥、棉胎、枕芯、大单、橡胶单（2张）、中单（2张）、被套、枕套、治疗盘、治疗巾（布）、开口器、舌钳、口咽通气管、治疗碗、鼻氧管、吸痰管、棉签、压舌板、平镊、纱布、手电筒、血压计、弯盘、胶布、听诊器、医疗垃圾桶、生活垃圾桶、口罩	2		
操作步骤(82分)	1. 放置用物：将铺床用物按操作顺序，自下而上将枕芯、枕套、棉胎、被套、中单、橡胶单、大单、床褥摆放于治疗车上，推至患者床旁，有脚轮的床，固定脚轮闸，必要时调整床的高度	2		
	2. 移开床旁桌、床旁椅：移开床旁桌，距离床20 cm左右；移开床旁椅放于床尾正中，将铺床用物放于床旁椅上	2		
	3. 检查床垫：检查床垫或根据需要翻转床垫	2		
	4. 铺床褥：将床褥须边齐平床头，整边对齐床纵中线放于床垫对侧，由对侧向近侧打开，再由三折处下拉至床尾，铺平床褥	2		
	5. 铺大单、橡胶单、中单： (1) 站于床头右侧，将大单的整边、须边分别对齐床面纵、横中线，依次打开大单（2分） (2) 铺近侧床头角：远离床头的手托起床垫一角，靠近床头的手伸过床头中线将大单折入床垫下，并交于托床垫的手，靠近床头的手扶住床角，将床垫放平（2分） (3) 做角：用远离床头的手将距床头30 cm处大单边缘提起，使大单侧看呈等边三角形，以床沿为界将三角形分为上下两个部分（3分）；先将上半部分置于床上，下半部分平整塞于床垫下，再捏住上半部分距离三角形顶点3~5 cm处向下拉并由顶点依次向后平整塞于床垫下（3分） (4) 将大单拉至床尾，同步骤（2）~（3）铺床尾角（2分） (5) 移至床中间处，两手下拉大单中部边缘，塞于床垫下（2分） (6) 铺中部橡胶单：将橡胶单开口距离床头45~50 cm，须边平齐床纵中线，依次展开；先将近侧橡胶单塞于床垫下，再将对侧橡胶单越过中线三折于对侧，开口朝外（2分） (7) 铺中部中单：中单开口覆盖橡胶单，须边平齐床纵中线，依次展开；先将近侧中单塞于床垫下，再将对侧中单越过中线三折于对侧，开口朝外（开口勿覆盖橡胶单）（2分） (8) 铺床头橡胶单：橡胶单开口平齐床头，须边平齐床纵中线，朝床尾方向依次展开，其下缘压在床中部中单上；先展开近侧橡胶单，塞于床垫下，再将对侧橡胶单越过中线三折于对侧，开口朝外（2分） (9) 铺床头中单：中单开口覆盖橡胶单，平齐床头放置，须边平齐床纵中线，朝床尾方向依次展开；先展开近侧中单，塞于床垫下，再将对侧中单越过中线三折于对侧，开口朝外（开口勿覆盖橡胶单）（2分） (10) 移至对侧，同法铺好大单、中部橡胶单、中部中单、床头橡胶单、床头中单（10分）	32		

项目	内　　容	分值/分	得分/分	备注
	6. 铺棉被： （1）～（5）同铺备用床或暂空床步骤（28 分） （6）折被筒：移至床左侧，平齐床缘内折棉被上半部分，再内折棉被下半部分，将棉被尾端向上反折 25 cm；同法折对侧棉被（2 分）	30		
	7. 将被子三折叠于背门一侧	2		
	8. 套枕套：于治疗车或床尾椅上套枕套，充实枕头四角，整理枕头，横立于床头，开口背门（2 分）	2		
	9. 移回床旁桌、床旁椅	2		
	10. 洗手，备好吸痰装置和给氧装置，将麻醉护理盘放置于床旁桌上 麻醉护理盘包括以下物品：开口器、舌钳、口咽通气管、治疗碗、氧导管、吸痰管、棉签、压舌板、平镊、纱布、电筒、血压计、听诊器、弯盘、胶布等	4		
	11. 整理用物、洗手	2		
要求 (10分)	1. 操作熟练，无多余动作，手法正确，操作省时、节力	2		
	2. 橡胶单与中单放置位置正确，床面紧扎、平整	2		
	3. 枕头平整、充实，开口背门	2		
	4. 病室环境整洁、美观	2		
	5. 时间不超过 8 分钟，每超过 30 秒扣 1 分	2		
总分		100		

无菌技术（基本隔离技术）考核评分标准

班级：　　　学号：　　　姓名：　　　主考：　　　年　月　日

项目	内　　容	分值/分	得分/分	备注
评估解释（4分）	1. 评估：患者的病情、意识状态、自理能力及合作程度	2		
	2. 解释：向患者解释操作的目的、方法、注意事项及配合要点	2		
准备（6分）	1. 护士准备：衣帽整洁、规范；修剪指甲，戴口罩	2		
	2. 环境准备：操作前30分钟停止清扫；操作台清洁、干燥、平坦；每日紫外线消毒1次	2		
	3. 用物准备：无菌持物钳、泡镊筒、治疗巾（布）、无菌包布、化学指示卡、化学指示胶带、小号治疗碗、中号无菌罐、治疗盘、棉签、0.9%生理盐水500 ml、0.5%碘伏消毒液、无菌纱布、标签贴、外科手套、免洗手消毒液、开瓶器、弯盘、医疗垃圾桶、生活垃圾桶、锐器桶、口罩	2		
操作步骤（82分）	1. 打开无菌治疗巾包 （1）检查无菌治疗巾包的名称、灭菌日期，查看化学指示胶带颜色是否变色，检查无菌治疗巾包有无破损或潮湿（4分） （2）使无菌治疗巾包的角朝向自己，一手解开治疗巾包系带（多余系带缠绕在手上），另一手托住治疗巾包在手中翻转一圈（1分），将无菌包放在清洁、干燥、平坦的台面上（1分）；多余系带缠绕后放在包布下（1分） （3）逐层打开左右角包布（手不可触及包布内面，不可跨越无菌区），包布不可触碰到周围物品（2分）	9		
	2. 使用无菌持物钳夹取无菌治疗巾 检查无菌泡镊筒灭菌日期、化学指示胶带有无变色，检查有效期（湿式保存普通病房为72小时；手术室、门诊换药室、注射室等使用频率较高的部门为24小时；干式保存为4小时）（3分） 打开无菌泡镊筒盖，手持无菌持物钳柄，闭合钳端，将钳移至泡镊筒中央，垂直取出，关闭筒盖；保持抬肘垂腕姿势，使钳端垂直朝下，在腰部以上、肩部以下视线范围内活动，不可倒转向上（2分） 用一手揭开无菌治疗巾包布近侧角，用另一只手使用无菌持物钳，夹取化学指示卡，检查是否变色（2分），夹取一张无菌治疗巾的整边，将近侧角包布按原折痕放下；后退一步，将夹取出的无菌治疗巾放于治疗盘内（2分） 用后闭合钳端，打开泡镊筒盖，垂直放回，打开钳端，关闭容器盖（1分）	10		
	3. 关闭无菌治疗巾包 （1）将未用完的无菌治疗巾包按原折痕包好（所有角应完全覆盖包内物品，手不可触及无菌巾内面），并用"一字法缠绕法"系好（2分） （2）标明开包日期，剩余无菌治疗巾有效期为24小时（1分）	3		
	4. 铺无菌治疗盘 双手捏住无菌巾外面两个整角，轻轻抖开，双折平铺于治疗盘上（2分），将上层呈扇形三折于对侧，开口向外（手臂不可跨越无菌区域）（1分）	3		

项目	内　　容	分值/分	得分/分	备注
	5. 打开无菌治疗碗包 （1）检查无菌治疗碗包的名称、灭菌日期，查看化学指示胶带颜色是否变色，检查无菌治疗碗包有无破损或潮湿（3分） （2）使无菌治疗碗包的角朝向自己，一手解开治疗巾包系带（多余系带缠绕在手上），另一手托住治疗碗包在手中翻转（2分）；逐层打开包布（手不可触及包布内面）（2分） （3）自包布外侧捏住包布四角并裹住持无菌治疗碗的手（2分），将治疗碗以最短距离投放在无菌盘内（1分）	10		
	6. 自无菌罐内夹取纱布 （1）检查无菌罐的灭菌日期、化学指示胶带是否变色、有效期限（开启后24小时）（3分） （2）打开无菌罐盖，平移，内面朝上翻转置于稳妥处或拿在手中（1分） （3）在遵循无菌持物钳使用方法的基础上，用无菌持物钳从无菌罐中夹取纱布并盖回容器盖，将纱布放于无菌治疗盘内，再将无菌持物钳放回无菌泡镊筒内（3分） （4）盖严无菌容器盖，避免罐内剩余无菌物品在空气中暴露太久被污染，放回原处（1分）	8		
	7. 倒取无菌溶液 （1）核对无菌溶液的名称、剂量、浓度、有效期，检查瓶盖有无松动、瓶身有无裂痕（1分），倒置对光检查溶液有无沉淀、浑浊或变色等（1分） （2）去除外盖，再用启瓶器撬开铝盖，检查无菌棉签（开启后有效期为24小时）是否在有效期内，（1分）用无菌棉签蘸取0.5%碘伏消毒液自瓶口中心向外螺旋式消毒待干，同法消毒两次；（棉签蘸取的消毒液量不超过2/3，蘸取消毒液后的棉签不能触碰消毒液瓶口，且始终保持头朝下）（2分） （3）一只手打开瓶盖，呈45°拿在手中（手不可触及瓶口及瓶塞内面），另一只手持溶液瓶，瓶签朝向掌心，在弯盘上方沿同一方向倒出少量溶液旋转冲洗瓶口（高度应适宜，瓶口不可触及弯盘，也不可使溶液飞溅）（2分） （4）移至无菌盘前，以最短距离由瓶口冲洗处倒出溶液至无菌治疗碗中（1分） （5）盖回瓶盖，消毒瓶塞至瓶颈，待干，同法消毒两次，标明无菌溶液有效期（剩余溶液有效期为24小时，只做清洁操作使用）（2分）	10		
	8. 关闭无菌治疗盘 （1）双手捏住扇形折叠层治疗巾外面，遮盖于物品上，对齐上下层边缘（2分） （2）将开口处向上反折2次，再将左右两侧边缘分别向下内折1次（不得跨越无菌区），露出治疗盘边缘（2分） （3）标明无菌治疗盘日期、时间并签名（铺好的无菌治疗盘有效期为4小时）（2分）	6		
	9. 携无菌治疗盘至患者床旁 携外科手套，持无菌治疗盘（手不可触碰内侧边缘），至患者床旁	1		
	10. 打开无菌治疗盘 洗手，依次打开左右反折部分以及上层，捏住近侧上层两角外侧，将上层呈扇形三折于对侧，开口向外（手臂不可跨越无菌区域）	2		

项目	内　　容	分值/分	得分/分	备注
	11. 戴手套（分次取、戴法和一次性取、戴法可二选一） （1）洗手（1分），检查手套规格、有效日期，包装密封性（2分）；将手套袋置于清洁、干燥、平坦的台面上打开（1分） （2）分次取、戴法：①一手掀开手套内袋开口处，另一手捏住一只手套的反折部分（手套内面）取出手套，对准五指戴上（2分）；②未戴手套的手掀起另一只内袋，再用戴好手套的手指插入另一手套的外面，取出手套，同法戴好（2分）；③将戴好的手套的翻边扣套在工作服衣袖外面，同法扣套好另一只手套（2分） （3）一次性取、戴法：①两手同时掀开手套袋开口处，同时捏住两只手套的反折部分，取出手套（2分）；②将两手套五指对准，先戴一只手，再以戴好手套的手指插入另一只手套的外面，同法戴好（2分）；③戴好的手套的翻边扣套在工作服衣袖外面，同法扣套好另一只手套（2分）	10		
	12. 检查调整 双手对合交叉检查是否漏气，并调整手套位置；为患者进行压力性损伤部位的皮肤清洁操作	2		
	13. 脱手套 操作完毕，用戴着手套的手捏住另一手套腕部外面，翻转脱下（2分）；再将脱下手套的手的大拇指伸入另一手套内，扣住内面边缘将手套向下翻转脱下（2分）；使污染面全部被包裹，丢入医疗垃圾桶（2分）	6		
	14. 处理：按要求整理用物并处理。洗手，脱口罩	2		
要求 （8分）	1. 用物准备齐全，放置适当并保持无菌	1		
	2. 使用无菌持物钳时，始终保持钳端向下，持物钳使用后应立即放回容器内	1		
	3. 打开无菌容器时，手不可触及盖的边缘和内面，不可跨越无菌区	1		
	4. 夹取无菌容器内物品时，无菌持物钳及无菌物品不可触及容器的边缘	1		
	5. 打开无菌包的手不可触及包布内面	1		
	6. 不可将物品伸入无菌溶液内蘸取溶液，已倒出的溶液不可再倒回瓶内	1		
	7. 无菌盘应保持干燥，避免潮湿污染；手臂未跨越无菌区	1		
	8. 戴手套时，已戴手套的手不可接触未戴手套的手和另一只手套的内面，未戴手套的手不可接触手套的外面；脱手套时，避免强拉	1		
总分		100		

穿脱隔离衣考核评分标准

班级：　　　学号：　　　姓名：　　　主考：　　　　年　月　日

项目	内　　容	分值/分	得分/分	备注
评估(2分)	评估：患者的病情、治疗与护理、隔离的种类及措施、穿脱隔离衣的环境（2分）	2		
准备(6分)	1. 护士准备：衣帽整洁、修剪指甲、取下手表	2		
	2. 环境准备：清洁、空间宽敞	2		
	3. 用物准备：输液架、隔离衣（布）、医用帽、山型夹、免洗手消毒液、医疗垃圾桶、生活垃圾桶、口罩	2		
穿隔离衣(44分)	1. 护士卷袖过肘、洗手，戴口罩，戴好医用帽，使其完全覆盖住头发	4		
	2. 确认隔离衣放置位置，如挂在半污染区，清洁面外；挂在污染区则污染面向外	2		
	3. 取隔离衣：检查隔离衣大小、是否潮湿，区分隔离衣的清洁面和污染面（如隔离衣已被穿过，隔离衣的衣领和内面视为清洁面，外面视为污染面）	2		
	4. 穿袖：右手持衣领取下隔离衣（1分），使清洁面朝向自己（1分），对齐肩缝，露出左肩袖内口，头偏向右侧（1分）；左手伸入袖内，将衣袖穿好，举起手臂，将衣袖往下抖（4分）；换左手持衣领，露出右侧袖口，头偏向左侧，同法穿好另一衣袖（4分）；举起双手将衣袖往下抖，露出手腕（1分）	12		
	5. 系领：两手持衣领，由衣领中央顺着边缘由前向后系好衣领（4分）；头勿过度低垂，以免隔离衣污染下颌部、耳部及脸部（2分）	6		
	6. 系袖口：系上袖带，使袖口前端完全覆盖住腕部，使其密封性完好	8		
	7. 系腰带：将隔离衣一侧顺衣缝（约在腰下5 cm处）向前拉，见到衣边捏住，同法捏住另一侧衣边（3分）；两手在背后将衣边边缘对齐，向后向下拉，使衣领与颈部贴合（2分）；再向一侧折叠，一手按住折叠处，完全覆盖住工作服（2分）；另一手将腰带拉至背后折叠处，腰带在背后交叉，回到前面打一活结系好（2分），洗手，戴手套，进行操作（1分）	10		
脱隔离衣(40分)	1. 解腰带：解开腰带（2分），在前面打一活结（3分）	5		
	2. 解袖口：解开袖口，将衣袖上拉至距离肘部上方至少10 cm处（4分），将部分衣袖套塞于工作服内（4分），充分暴露双手（2分）	10		
	3. 手卫生：先用流动水清洗双手（5分），再用免洗手消毒液消毒手部至肘部上方10 cm处（5分）	10		
	4. 解衣领：用清洁的手沿衣领边向后解开领口系带	5		
	5. 脱衣袖：一手伸入另一侧袖口内，拉下衣袖过手（遮住手）（2分），握住另一衣袖的外面往下拉（3分）；两手在袖内使袖子对齐，双臂逐渐退出（2分）	7		
	6. 整理：双手持领，将隔离衣两边对齐，挂在衣钩上，（如挂在半污染区，清洁面向外；若挂在污染区，则污染面向外）（2分）；洗手池，脱医用帽、脱口罩，扔入医疗垃圾桶（1分）	3		
要求(8分)	1. 清洁污染概念明确，清洁面未污染	4		
	2. 操作熟练敏捷，方法正确	4		
总分		100		

穿脱一次性连体式防护服考核评分标准

班级： 学号： 姓名： 主考： 年 月 日

项目	内 容	分值/分	得分/分	备注
准备 (6分)	1. 护士准备：修剪指甲、取下手表、洗手	2		
	2. 环境准备：清洁、宽敞	2		
	3. 用物准备：一次性连体式防护服、医用帽、医用防护口罩、一次性医用外科口罩、外科手套、免洗手消毒液、护目镜、鞋套、生活垃圾桶、医疗垃圾桶	2		
穿一次性连体式防护服 (50分)	1. 戴口罩 (1) 一手托住口罩，有鼻夹的一面背向外；口罩罩住鼻、口及下巴，鼻夹部位向上紧贴面部 (2分) (2) 将下方系带拉过头顶，放在颈后双耳下，再将上方系带固定于头部后上方 (2分) (3) 双手指尖放在金属鼻夹上，根据鼻梁形状塑造鼻夹。在此过程中，双手不接触面部任何部位 (2分) (4) 检查气密性，用双手盖住口罩，快速呼气，如有漏气应调整鼻夹位置 (2分)	8		
	2. 戴医用帽 戴医用帽，使其完全覆盖住头发	2		
	3. 取衣 核对一次性连体式防护服有效期、规格，确定内面和外面	3		
	4. 拉开拉链，将一次性连体式防护服卷在手中	5		
	5. 穿下衣：从脚部开始，拉住一次性连体式防护服朝上穿	5		
	6. 穿上衣：逐步穿好衣袖	5		
	7. 戴帽子、拉拉链 戴上一次性连体式防护服帽子，帽子要完全遮住医用帽 (2分)；拉上拉链，贴密封胶条 (2分)	4		
	8. 戴护目镜 戴护目镜，使其松紧度适宜	3		
	9. 穿鞋套 穿鞋套，使鞋套完整覆盖住工作鞋	3		
	10. 戴手套 洗手，按无菌原则戴上手套 (5分)，并将一次性连体式防护服袖口完全包裹 (4分)	9		
	11. 活动、下蹲，检查一次性连体式防护服延展性 (为患者进行护理操作，操作完毕后，脱一次性连体式防护服)	3		
脱一次性连体式防护服 (36分)	1. 摘护目镜 免洗手消毒液消毒手部 (1分)；身体稍稍前倾，左手护住护目镜，右手摘取系带，放入医疗垃圾桶内 (2分)；过程中双手不能接触到面部和护目镜内侧 (2分)	5		
	2. 脱一次性连体式防护服准备 免洗手消毒液消毒手部 (1分)；左手捏住上部衣领，右手从上到下依次拉开密封胶条，拉下拉链，向上提拉一次性连体式防护服帽，使其脱离头部 (5分)；拉住一次性连体式防护服外侧往下脱至肩部，并露出一次性连体式防护服拉链两侧的小部分内侧面，以备进一步脱卸 (手套只能接触一次性连体式防护服污染面) (5分)	11		

续表

项目	内　　容	分值/分	得分/分	备注
	3. 脱手套、洗手 按脱手套法脱掉手套，弃入医疗垃圾桶内（3分），免洗手消毒液消毒手部（1分）	4		
	4. 脱一次性连体式防护服、鞋套 手接触一次性连体式防护服内侧面（2分），由上向下边脱边卷，污染面朝里，直至连同鞋套全部脱下（4分），弃入医疗垃圾桶内（1分）	7		
	5. 脱医用帽 免洗手消毒液消毒手部（1分）；将手指插进医用帽内侧面轻轻摘下，丢入医疗垃圾桶（3分）	4		
	6. 脱医用防护口罩 先解下方系带，再解上方系带，勿接触到医用防护口罩表面，脱卸过程中注意闭眼、屏气（2分）；用手指捏住医用防护口罩的系带，弃入医疗垃圾桶中（2分）；洗手；戴一次性医用外科口罩（1分）	5		
要求 （8分）	1. 穿衣顺序要遵循穿下衣→穿上衣→戴帽子→拉拉链的顺序	2		
	2. 一次性连体式防护服帽子要完全遮住一次性使用医用帽	2		
	3. 勿使衣袖触及面部	2		
	4. 脱一次性连体式防护服过程中双手不能触及防护服外面及内层工作服	2		
总分		100		

更换卧位考核评分标准

班级：　　　学号：　　　姓名：　　　主考：　　　　　年　　月　　日

项目	内　　容	分值/分	得分/分	备注
评估解释(4分)	1. 评估：患者的年龄、体重、病情、治疗情况，心理状态及合作程度，确定翻身方法和所需用物	2		
	2. 解释：向患者及家属解释操作的目的、方法及配合要点，获得患者同意	2		
准备(6分)	1. 护士准备：衣帽整洁，洗手，视病情情况决定护士人数	2		
	2. 环境准备：安静、整洁，温度适宜，光线充足	2		
	3. 用物准备：根据病情准备好枕头等物品	2		
操作步骤(82分)	1. 核对、护士核对患者床号、姓名、腕带等身份信息；固定床脚轮	5		
	2. 安置：将各种导管和输液装置安放妥当，必要时将被子折叠至床尾或一侧	3		
	3. 移动患者（一人协助患者、二人协助患者二选一） 一人协助患者时： （1）协助患者移向床头 放下近侧床档、将枕头横立于床头（4分），患者仰卧屈膝，双手握住床头栏杆，双脚蹬床面（6分）；护士一手稳住患者双脚（5分），另一手在臀部提供助力，使其移向床头（5分），放回枕头（2分） （2）协助患者翻身侧卧 协助患者仰卧屈膝，两手放于腹部，将枕头先移向对侧，检查对侧床档是否稳固（8分）；先将患者双下肢移向靠近近侧的床沿（8分），再将患者肩、腰、臀部移向近侧（8分）；一手托肩，一手托膝部，轻轻将患者推向对侧，使其背向护士（8分）。观察背部、骶尾部等受压部位皮肤情况（5分） 二人协助患者时： （1）协助患者移向床头 将枕头横立于床头（2分）。患者仰卧屈膝（2分），放下双侧床档（2分），护士两人分别站于床的两侧（2分），分别托住患者颈肩部和臀部（2分）；或放下近侧床档，两人站在床的同一侧（2分），一人托住颈、肩部及腰部（3分），另一人托住臀部及腘窝部（3分）。两人同时抬起患者移向床头（4分） （2）协助患者翻身侧卧 协助患者仰卧屈膝，两手放于腹部，将枕头先移向对侧，检查对侧床档是否稳固（8分），两人站在床的同一侧，一人托住患者的颈肩部和腰部（8分），另一人托住患者臀部和腘窝部，两人同时将患者抬起移向近侧（8分）；两人分别托扶患者的肩、腰部和臀、膝部，轻推，使患者转向对侧（8分）。观察背部、骶尾部等受压部位皮肤情况，并进行护理（5分）	59		
	4. 稳定卧位、促进舒适 在患者背部、肩部、胸前及两膝之间放置软枕，使患者安全舒适	8		
	5. 检查安置 检查并安置患者肢体各关节处于功能位置；各种管道保持通畅，拉上近侧或双侧床档	5		
	6. 记录交班 洗手，记录翻身时间及皮肤状况，做好交接班	2		

续表

项目	内　　　容	分值/分	得分/分	备注
要求 (8分)	1. 遵循省力原则	2		
	2. 移动患者时动作轻柔，协调一致，不可拖拉以免擦伤患者皮肤	2		
	3. 帮助患者翻身时应注意为患者保暖并防止其坠床	2		
	4. 患者身上有各种导管或输液装置，护士应注意将导管安置妥当。在帮患者翻身后，护士应仔细检查导管是否有脱落、移位、扭曲、受压现象，以保持导管通畅	2		
总分		100		

轴线翻身考核评分标准

班级：　　　　学号：　　　　姓名：　　　　主考：　　　　年　　月　　日

项目	内　　容	分值/分	得分/分	备注
评估解释（4分）	1. 评估：患者的年龄、体重、病情、治疗情况，心理状态及合作程度，确定翻身方法和所需物品	2		
	2. 解释：向患者及家属解释操作的目的、方法及配合要点，获得患者同意	2		
准备（8分）	1. 护士准备：衣帽整洁，修剪指甲，洗手，戴口罩，视患者情况决定护士人数	2		
	2. 环境准备：整洁、安静、温度适宜、光线充足、必要时进行遮挡	2		
	3. 患者准备：了解轴线测量的目的、操作过程及需配合的事项；情绪稳定，愿意合作	2		
	4. 用物准备：免洗手消毒液速、软枕	2		
操作步骤（79分）	1. 核对：携用物至患者床旁，核对患者床号、姓名、腕带	2		
	2. 固定：固定床脚轮	4		
	3. 检查、安置：检查患者损伤部位、伤口情况和管路情况（2分），将各种导管及输液装置安置妥当（3分），必要时将被子折叠至床尾或一侧（1分）	6		
	4. 取卧位：协助患者取去枕仰卧位（3分），双手放于腹部（2分）	5		
	5. 翻身（翻身法二选一） （1）二人协助患者轴线翻身法，适用于脊柱受损或脊柱手术后患者改变体位 ①移动患者：两名护士站在病床同侧，小心地将大单置于患者身下，分别抓紧靠近患者肩、腰背、髋部、大腿等处的大单，将患者拉至近侧，拉起床档（15分） ②安置体位：护士绕至对侧，将患者近侧手臂置在头侧，远侧手臂置于胸前，两膝间放一软枕（10分） ③协助侧卧：护士双脚前后分开，两人双手分别抓紧患者肩、腰背、髋部、大腿等处的远侧大单，由其中一名护士发口令，两人动作一致的将患者整个身体以圆滚轴式翻转至侧卧（13分） （2）三人协助患者轴线翻身法，适应于颈椎损伤的患者 ①移动患者：由三名护士完成 第一名护士固定患者头部，纵轴向上略加牵引，使头、颈部随躯干一起慢慢移动（10分） 第二名护士双手分别置于患者肩部、背部（8分） 第三名护士双手分别置于患者腰部、臀部，使患者头、颈、腰、髋保持在同一水平线上，移至近侧（10分） ②转向侧卧：翻转至侧卧位，翻转角度不超过60°（保持患者脊柱平直）（10分）	38		
	6. 检查受压处皮肤情况：检查患者背部、骶尾部、足跟皮肤有无压红、水泡、破溃等	5		
	7. 放置软枕：将第一个软枕放于患者腰背部支撑身体（2分），第二个软枕置于双膝间（保持双膝处于功能位置）（2分），第三个软枕放于患者胸前（2分），第四个软枕放于患者头部（根据患者病情需要）（2分）	8		
	8. 检查安置：检查患者肢体各关节保持功能位（3分）；各种管道保持通畅（3分）	6		
	9. 记录交班：洗手（2分）；记录翻身时间及皮肤状况，做好交接班（3分）	5		

续表

项目	内　　容	分值/分	得分/分	备注
要求 (9分)	1. 操作熟练，操作省时、节力	3		
	2. 操作动作轻柔、避免皮肤、脊柱损伤	3		
	3. 沟通有效，关心、尊重患者	3		
总分		100		

口腔护理考核评分标准

班级：　　　学号：　　　姓名：　　　主考：　　　年　月　日

项目	内　　容	分值/分	得分/分	备注
评估解释（4分）	1. 评估：患者的年龄、病情、意识、心理状态、自理能力、配合程度及口腔卫生状况	2		
	2. 解释：向患者及家属解释口腔护理的目的、方法、注意事项及配合要点	2		
准备（8分）	1. 护士准备：衣帽整洁，修剪指甲，洗手，戴口罩	2		
	2. 环境准备：宽敞，光线充足或有足够的照明	2		
	3. 患者准备：了解口腔护理的目的、方法、注意事项及配合点；取舒适、安全且易于操作的体位	2		
	用物准备：免洗手消毒液、一次性口腔护理包、口腔护理模型、漱口杯、500 ml 生理盐水、手电筒、棉签、吸管、医疗垃圾桶、生活垃圾桶、执行单	2		
操作步骤（68分）	1. 核对：携用物至患者床旁，核对执行单、患者信息	2		
	2. 安置卧位：摇高床头，患者取侧卧或仰卧位，同时协助患者头偏向一侧，面向护士（3分）；便于分泌物及多余水分从口腔内流出，防止反流误吸（2分）	5		
	3. 铺巾置盘：护士消毒双手，检查一次性口腔护理包的有效期及密封性，打开一次性口腔护理包，放于治疗车上（3分）；取出一次性治疗巾，铺于患者颈下，置弯盘于患者口角旁（2分）	5		
	4. 漱口：护士取无菌棉签蘸取温开水湿润患者口唇（2分），协助漱口，吐入弯盘内（3分）	5		
	5. 口腔评估：护士评估患者口唇有无干燥，牙龈有无红肿、出血，牙齿有无松动、义齿（2分）；口腔黏膜有无溃疡、红肿，口腔清洁度、有无异味等（2分）。若有活动义齿，取下浸于冷水中备用（1分）	5		
	6. 湿润并清点棉球：护士检查并倒取生理盐水（2分），润湿并清点棉球数量（3分）	5		
	7. 按顺序擦拭牙齿 左手用镊子夹取含有生理盐水的棉球，右手在下持镊子将棉球拧至不滴水为宜（5分） 嘱患者咬合上、下齿，用压舌板撑开左侧颊部，纵向擦洗牙齿左外侧面，由臼齿洗向门齿，同法擦洗牙齿右外侧面（6分） 嘱患者张开上、下齿，擦洗牙齿左上内侧面、左上咬合面、左下内侧面、左下咬合面，弧形擦洗左侧颊部，同法擦洗右侧牙齿（8分） 擦洗硬腭部、舌面、舌下（4分）	23		
	8. 再次清点棉球：擦洗完毕，再次清点棉球数量	5		
	9. 再次漱口：协助患者漱口，将漱口水吐入弯盘，纱布或卫生纸擦净口唇；有义齿者，协助患者佩戴义齿	3		
	10. 再次评估口腔情况：评估患者口腔清洁情况（3分）及用润唇膏或石蜡油棉球润唇（2分）	5		
	11. 操作后处理：护士撤去弯盘及治疗巾，协助患者取舒适体位，整理床单元（2分）；分类整理用物（1分）；洗手；记录口腔卫生状况及护理效果（2分）	5		

项目	内　　　容	分值/分	得分/分	备注
要求 (20分)	1. 擦洗时动作轻柔，防止损伤黏膜	4		
	2. 一个棉球只能擦洗一个部位，擦洗时需用血管钳夹紧棉球	4		
	3. 使用的棉球不可过湿，以不能挤出液体为宜	4		
	4. 擦洗顺序和方法正确，清洁彻底	4		
	5. 护患沟通有效，体现人文关怀	4		
总分		100		

氧气吸入技术考核评分标准

班级：　　　　学号：　　　　姓名：　　　　主考：　　　　年　　月　　日

项目	内　　　容	分值/分	得分/分	备注
评估解释（4分）	1. 评估：患者的年龄、病情、意识、治疗情况、心理状态及合作程度	2		
	2. 解释：向患者及家属解释氧气吸入的目的、方法、注意事项及配合要点	2		
准备（8分）	1. 护士准备：衣帽整洁，修剪指甲，洗手，戴口罩	2		
	2. 环境准备：温湿度适宜、光线充足、环境安静、远离火源	2		
	3. 患者准备：了解氧气吸入的目的、方法、注意事项及配合要点；体位舒适，情绪稳定，愿意配合	2		
	4. 用物准备：免洗手消毒液、鼻氧管、中心供氧装置、滤芯、氧气压力表装置、治疗盘、500 ml蒸馏水、无菌纱布、棉签、手电筒、氧气筒、扳手、生活垃圾桶、医疗垃圾桶、湿化瓶、水杯	2		
操作步骤（72分）	1. 核对：携用物至患者床旁，核对患者床号、姓名、腕带	2		
	2. 检查鼻腔情况：护士用手电筒检查鼻腔黏膜有无红肿、破损、有无鼻中隔偏曲以及呼吸道是否通畅（3分）；评估鼻腔有无分泌物堵塞及异常（2分）	5		
	3. 清洁鼻腔：用湿棉签清洁鼻孔	3		
	4. 装表（方式二选一） （1）中心供氧法 ①检查流量表，将流量表安装在中心供氧管道氧气流出口处（3分） ②用纱布包裹滤芯，将其与流量表连接（2分） ③检查灭菌蒸馏水的有效期、质量，将灭菌蒸馏水倒入湿化瓶内，至湿化瓶1/3~1/2处（3分）；再将湿化瓶与流量表连接（2分）；打开流量开关，调节氧流量，检查指示浮标能达到既定流量（刻度），关闭流量开关，全套装置无漏气后备用（2分） （2）氧气筒供氧法（一吹、二上、三紧、四查） ①打开氧气筒上的总开关（逆时针转1/4周），使少量气体从气门流出，随即迅速关上（顺时针），达到避免灰尘吹入氧气表、清洁气门的目的（3分） ②将氧气表稍向后倾置于氧气筒气门上，用手初步旋紧，再用扳手拧紧，使氧气表直立于氧气筒旁（2分） ③用纱布包裹滤芯，将其与流量表连接（2分） ④检查灭菌蒸馏水的有效期、质量，将灭菌蒸馏水倒入湿化瓶内，至湿化瓶1/3~1/2处，将湿化瓶与流量表连接（2分） ⑤打开总开关，再打开流量开关，检查氧气装置无漏气，关紧流量开关备用（3分）	12		
	5. 连接：检查鼻氧管有效期、质量，将鼻氧管与湿化瓶的出口相连接	4		
	6. 调节流量：根据病情遵医嘱调节氧流量2 L/min	5		
	7. 湿润：将鼻氧管前端放入冷开水中湿润，并检查鼻氧管是否通畅	3		
	8. 安置鼻氧管：将鼻氧管插入患者鼻孔1 cm，动作要轻柔，以免引起黏膜损伤	3		
	9. 固定：将导管环绕患者耳部向下放置并调节松紧度	5		
	10. 用氧健康宣教：护士指导患者吸氧时鼻吸口呼（3分），不能随意调节氧流量（3分）	6		

续表

项目	内　　　容	分值/分	得分/分	备注
	11. 洗手、记录：协助患者取舒适体位，整理床单元（2分）；洗手（2分）；记录用氧时间、氧流量、患者反应（2分）	6		
	12. 观察：缺氧症状、实验室指标、氧气装置有无漏气，有无氧疗不良反应等，如有异常及时处理	5		
	13. 停止供氧 （1）中心供氧吸氧法：携用物至床旁，核对患者床号，姓名，腕带（3分）；用纱布包裹鼻氧管前端，取下鼻氧管，放入医疗垃圾桶（3分）；关闭流量开关，取下流量表，分离流量表、滤芯、湿化瓶，并放入治疗车下层，消毒后备用（4分） （2）氧气筒供氧法：携用物至床旁，核对患者床号，姓名，腕带（3分）；用纱布包裹鼻氧管前端，取下鼻氧管，放入医疗垃圾桶（2分）。关闭总开关，放出余气后，关闭流量开关。一手持氧气表，另一手用扳手将表的螺帽扳松，再用手旋动螺帽，将表卸下（2分）。分离流量表、滤芯、湿化瓶放入治疗车下层，消毒后备用（2分）。在氧气筒上挂四防标志、"满"或"空"标志（1分）	10		
	14. 洗手、记录：洗手；记录停止用氧时间及效果	3		
要求（16分）	1. 用物备齐，操作方法和步骤正确、熟练	4		
	2. 吸氧前，检查氧气装置有无漏气、是否通畅	4		
	3. 操作过程中注意观察、询问患者的反应，关心、保护患者	4		
	4. 观察：缺氧症状、氧气装置无漏气、有无氧疗不良反应。皮肤颜色及呼吸情况、湿化瓶中水量	4		
总分		100		

经鼻/口腔吸痰术考核评分标准

班级：　　　学号：　　　姓名：　　　主考：　　　年　月　日

项目	内　　容	分值/分	得分/分	备注
评估解释（4分）	1. 评估：患者的年龄、病情、意识、治疗情况，有无将呼吸道分泌物排出的能力，心理状态及合作程度，目前患者的血氧饱和度	2		
	2. 解释：向患者及家属解释吸痰的目的、方法、注意事项及配合要点	2		
准备（8分）	1. 护士准备：衣帽整洁，修剪指甲，洗手，戴口罩	2		
	2. 环境准备：光线充足，温湿度适宜、环境安静	2		
	3. 患者准备：了解吸痰的目的、方法、注意事项及配合要点；体位舒适，情绪稳定	2		
	4. 用物准备：免洗手消毒液、一次性吸痰管（戴手套）、负压吸引装置、500 ml 生理盐水、手电筒、弯盘、治疗巾（布）、治疗盘、治疗碗、听诊器、无菌纱布、一次性鼻氧管、中心吸氧装置、滤芯、湿化瓶、纸巾、压脉带、执行单、电动吸引器、生活垃圾桶、医疗垃圾桶	2		
操作步骤（78分）	1. 核对：护士携用物至患者床旁，核对执行单、患者信息	2		
	2. 检查、听诊：检查患者的口、鼻腔情况，如有活动义齿应取下（1分）；听诊肺部痰鸣音（肺尖部：位于锁骨中线第二肋间；肺门：位于胸骨旁第四肋间；肺底部：位于腋中线第六肋间）（3分）	4		
	3. 加大氧流量（根据缺氧程度视实际情况而定）：取开鼻氧管与湿化瓶连接处，调大氧流量再接上	3		
	4. 安置卧位：患者头部转向一侧，面向操作者	2		
	5. 检查负压（两种设备二选一） （1）中心吸痰仪 连接导管、吸痰瓶、负压表（3分）；连接中心负压，打开开关，检查负压（成人0.04~0.0533 mpa）后关闭（3分）；负压导管固定于床旁备用（2分） （2）电动吸痰仪 连接导管、吸痰瓶（3分）；接通电源，打开开关，检查负压后关闭（3分）；负压导管固定于床旁备用（2分）	8		
	6. 开无菌盘：洗手（3分），按无菌操作打开无菌吸痰盘（2分）	5		
	7. 取下鼻氧管：取纱布包裹鼻氧管前端，取下鼻氧管（1分），固定备用（1分）；关闭氧流量表（1分）	3		
	8. 连接、试吸：检查一次性吸痰管外包装并打开一次性吸痰管，右手戴手套，将一次性治疗巾铺于患者颌下（3分），连接吸痰管，调节负压，试吸少量生理盐水（检查吸痰管是否通畅，润滑导管前端）（3分）	6		
	9. 插管、吸痰：一手反折吸痰导管末端，另一戴手套的手持吸痰管前端，插入患者口咽部（10~15 cm）（5分），然后放松导管末端，左右旋转并向上提拉，先吸口咽部分泌物，再吸气管内分泌物（10分）。插管时不可有负压，以免引起呼吸道黏膜损伤（2分）。若为气管切开患者吸痰，注意无菌操作，先吸气管切开处，再吸口（鼻）部	17		

续表

项目	内　　容	分值/分	得分/分	备注
	10. 抽吸：吸痰管退出时，用生理盐水冲管，以免分泌物堵塞吸痰管（2分）。分离吸痰管同时关闭负压，用手套包裹吸痰管弃于医疗垃圾桶内，固定吸痰导管于床头（3分）	5		
	11. 观察：观察气道是否通畅（3分）；患者的反应，如面色、呼吸、心率、血压等（3分）；吸出痰液的色、性质、量（3分）	9		
	12. 评价：听诊呼吸音，判断痰液是否吸净（3分），检查患者口腔情况，用纸巾擦净患者面部分泌物（2分）	5		
	13. 调节氧流量：护士将氧流量调至4 L/min，为患者戴好鼻氧管	4		
	14. 整理、记录：协助患者取舒适卧位，整理床单元，分类处理用物（2分）；洗手；记录痰液的量、颜色、黏稠度、气味、患者的反应等（3分）	5		
要求（10分）	1. 用物备齐，操作方法和步骤正确、熟练	2		
	2. 严格执行无菌技术操作，每次吸痰前应更换吸痰管	2		
	3. 吸痰前，检查电动吸引器性能是否良好，连接是否正确	2		
	4. 吸痰动作应轻稳，防止损伤呼吸道黏膜	2		
	5. 操作过程中注意观察、询问患者的反应，关心、保护患者	2		
总分		100		

物理降温（乙醇拭浴）考核评分标准

班级：　　　　学号：　　　　姓名：　　　　主考：　　　　　　年　　月　　日

项目	内　　容	分值/分	得分/分	备注
评估解释（4分）	1. 评估：患者的年龄、病情、体温、意识、治疗情况、有无乙醇过敏史、皮肤状况、活动能力、合作程度及心理状态	2		
	2. 解释：向患者及家属解释乙醇拭浴的目的、方法、注意事项及配合要点	2		
准备（8分）	1. 护士准备：衣帽整洁，修剪指甲，洗手，戴口罩	2		
	2. 环境准备：调节室温、关闭门窗，必要时床帘遮挡	2		
	3. 患者准备：了解乙醇拭浴的目的、方法、注意事项及配合要点；体位舒适、愿意合作，按需排尿	2		
	4. 用物准备：免洗手消毒液、浴巾、小毛巾、冰袋、热水袋及套、25%～30%乙醇、脸盆、干净衣裤、水温计、生活垃圾桶、医疗垃圾桶	2		
操作步骤（76分）	1. 核对：携用物至患者床旁，核对患者床号、姓名、腕带	2		
	2. 置冰袋、热水袋：冰袋置于患者头部（3分），热水袋置于患者足底（3分）	6		
	3. 松被尾、脱衣：拉上床帘，保护患者隐私（2分），松开被盖，协助患者脱去上衣，浴巾遮盖（3分）	5		
	4. 拭浴 （1）方法：脱去衣裤，大毛巾垫擦拭部位下（3分），小毛巾浸入温水/乙醇中，拧至半干，缠于手上成手套状（2分），以离心方向拭浴（2分），拭浴毕，用大毛巾擦干皮肤（2分） （2）顺序 ①双上肢：患者取仰卧位，按以下顺序擦拭 颈外侧→肩→上臂外侧→前臂外侧→手背（5分） 侧胸→腋窝→上臂内侧→前臂内侧→手心（5分） 擦至腋窝、肘窝手心处稍用力并延长停留时间，以促进散热（5分） ②腰背部：患者取侧卧位，从颈下→肩部→臀部。擦拭毕，穿好上衣（5分） ③双下肢：患者取仰卧位，按以下顺序擦拭 外侧：髂骨→下肢外侧→足背（2分） 内侧：腹股沟→下肢内侧→内踝（2分） 后侧：臀下→大腿后侧→腘窝→足跟（2分） 擦至腹股沟、腘窝处稍用力并延长停留时间，以促进散热（5分） （3）时间：每侧（四肢、背腰部）3分钟，全过程20分钟以内（5分）	45		
	5. 观察：观察患者有无出现寒战、面色苍白、脉搏和/或呼吸异常等情况，如有异常，立即停止擦拭，及时处理	6		
	6. 操作后处理 （1）拭浴毕，取下热水袋，根据需要更换干净衣裤，协助患者取舒适体位（2分） （2）整理床单元，开窗，拉开床帘（2分） （3）用物处理（2分）	6		
	7. 洗手记录：记录拭浴时间、效果、反应，便于评价（3分）。拭浴后30分钟测量体温，若低于39℃，取下头部冰袋，在体温单上记录降温后的体温（3分）	6		

续表

项目	内　　容	分值/分	得分/分	备注
要求（12分）	1. 操作熟练，注意心前区、腹部、足底等禁忌部位	4		
	2. 操作动作轻柔、避免损伤皮肤	4		
	3. 沟通有效，关心、尊重患者	4		
总分		100		

留置导尿术考核评分标准

班级：　　　　学号：　　　　姓名：　　　　主考：　　　　年　　月　　日

项目	内　　容	分值/分	得分/分	备注
评估解释（4分）	1. 评估：患者的病情、临床诊断、治疗情况，合作程度等	2		
	2. 解释：导尿目的、简要过程、配合要点等	2		
准备（8分）	1. 护士准备：衣帽整洁，修剪指甲，洗手，戴口罩	2		
	2. 环境准备：光线充足，温湿度适宜，用围帘遮挡患者	2		
	3. 患者准备：了解留置导尿的目的、操作过程及需配合的事项，清洗外阴	2		
	4. 用物准备：免洗手消毒液、一次性导尿包、男/女导尿模型、管标识贴、导管固定贴、标签贴若干、医疗垃圾桶、生活垃圾桶	2		
操作步骤（79分）	1. 核对：携用物至患者床旁，核对患者床号、姓名、腕带	2		
	2. 检查皮肤：评估患者膀胱充盈度、会阴部皮肤黏膜情况及清洁度	2		
	3. 安置卧位：松开床尾被子，帮助患者脱去对侧裤腿盖在近侧腿部（1分），对侧腿用被子遮盖（1分）；协助患者取屈膝仰卧位，两腿略外展，暴露外阴（2分）	4		
	4. 打开一次性导尿包初次消毒：护士消毒双手（1分），检查一次性导尿包的有效期及密封性（1分），打开导尿包外层，放于治疗车上，取出一次性治疗巾，展开后垫于臀下（1分）；取碘伏棉球袋，撕开包装，将棉球置于弯盘内（1分）；弯盘放于两腿之间近会阴处，左手戴无菌手套，右手持镊子夹取消毒液棉球（4分）	8		
	5. 女性患者消毒顺序为阴阜、对侧大阴唇、近侧大阴唇，再用戴手套的手取无菌纱布分开大阴唇，消毒对侧小阴唇、近侧小阴唇、尿道口，将污棉球、纱布置于弯盘内（5分）。消毒完毕，护士脱下手套并将手套置弯盘内（1分），将弯盘放于医疗垃圾袋中（1分）	7		
	6. 男性消毒顺序为阴阜、阴囊、阴茎，再用戴手套的手抓取无菌纱布将阴茎包皮向后推暴露尿道口，自尿道口向外向后旋转擦拭消毒尿道口、龟头及冠状沟，污棉球、纱布置于弯盘内（5分）。消毒完毕，护士脱下手套并将手套置弯盘内（1分），将弯盘放于医疗垃圾桶中（1分）			
	7. 打开一次性导尿包内层：护士用免洗手消毒液消毒双手（1分），将导尿包放在患者两腿之间，按无菌技术操作原则打开导尿包内层（5分）	6		
	8. 戴无菌手套，铺孔巾：护士取出无菌手套，按无菌技术操作原则戴好无菌手套（5分），取出孔巾，将孔巾铺在患者的外阴处并暴露尿道口（2分）	7		
	9. 整理用物，润滑尿管：按操作顺序整理好用物，检查尿管及气囊（2分），检查集尿袋，将集尿袋与尿管连接（2分）；拆开碘伏棉球、石蜡油棉球的包装袋。用石蜡油棉球润滑导尿管至Y型接口处（2分）	6		
	10. 再次消毒：弯盘移至近外阴处进行再次消毒（1分）。女性患者消毒顺序：尿道口、对侧小阴唇、近侧小阴唇、尿道口（4分）。男性患者消毒顺序：尿道口、龟头、冠状沟，消毒尿道口时注意用纱布包住阴茎将包皮向后推使其充分暴露（4分）。消毒尿道口时，护士应稍停片刻，以充分发挥消毒液的消毒效果（1分）。每个棉球限用一次，避免已消毒的部位被污染（1分）。消毒完毕，将污棉球、镊子及弯盘内移至床尾（1分）	8		

续表

项目	内　　容	分值/分	得分/分	备注
	11. 插导尿管：护士将另一弯盘移至会阴处（1分），嘱咐患者张口呼吸（1分），用另一把镊子夹持导尿管，对准尿道口轻轻插入尿道。女性患者：一手用无菌纱布暴露尿道口（2分），另一手用镊子夹持导尿管轻轻插入尿道，见尿后再插入5~7 cm，将尿液引入集尿袋内（3分）。男性患者：一手持无菌纱布固定阴茎并提起使之与腹壁成60°角（使耻骨前弯消失，利于插管）（2分），另一只镊子夹持导尿管对准尿道口轻轻插入尿道，见尿液后插入至Y型接口处，将尿液引入集尿袋内（3分）	7		
	12. 固定：连接注射器向气囊注入15 ml溶液（2分），轻拉导尿管有阻力感，即证实导尿管固定于膀胱内（男性需复原包皮）（3分）；脱手套，撤下孔巾，夹闭引流管，将集尿袋固定于床沿，开放导尿管（5分）；将一次性导尿用物置于医疗垃圾桶（1分）	11		
	13. 操作后处理：擦净患者会阴部碘伏，取出一次性治疗巾，协助患者穿上裤子，取舒适卧位（2分）；洗手，检查固定贴有效期、填写尿管标识贴、集尿袋标签贴（4分）；固定尿管，在气囊侧贴上尿管标识，于集尿袋背面贴上标签（3分）；洗手，记录（2分）	11		
要求（9分）	1. 操作有序，严格执行无菌原则	3		
	2. 插管时动作轻柔、熟练，避免损伤尿道黏膜	3		
	3. 护患沟通有效，体现人文关怀	3		
总分		100		

大量不保留灌肠法考核评分标准

班级：　　　　学号：　　　　姓名：　　　　主考：　　　　　年　　月　　日

项目	内　　容	分值/分	得分/分	备注
评估解释（4分）	1. 评估：患者的年龄、病情、临床诊断、意识状态、心理状况及理解配合能力	2		
	2. 解释：向患者解释操作的目的、方法及注意事项等	2		
准备（8分）	1. 护士准备：衣帽整洁，修剪指甲，洗手，戴口罩	2		
	2. 环境准备：光线充足，温湿度适宜，拉好隔帘，请无关人员回避	2		
	3. 患者准备：了解灌肠的目的、操作过程及需配合的事项	2		
	4. 用物准备：一次性灌肠袋、免洗手消毒液、治疗盘、弯盘、一次性治疗巾2张、棉签、液状石蜡、PE手套、卫生纸、水温计、生理盐水500 ml、便盆、灌肠模型、治疗车、生活垃圾桶、医疗垃圾桶	2		
操作步骤（79分）	1. 核对：携用物至患者床旁，核对患者床号、姓名、腕带及灌肠溶液	3		
	2. 安置卧位：协助患者取左侧卧位，双腿屈膝，裤腿退至膝部，臀部与床沿平齐	5		
	3. 垫巾、置盘：检查一次性治疗巾的有效期（1分），取出并将一次性治疗巾垫于患者臀下（2分），将弯盘置于患者肛门处（2分）	5		
	4. 测量温度：使用水温计测量灌肠液温度（2分）。灌肠时，溶液温度为39 ℃～41 ℃。降温时，溶液温度为28 ℃～32 ℃。中暑时，溶液温度为4 ℃	2		
	5. 检查、挂液：检查一次性肠道冲洗袋是否在有效期内，包装是否完好（2分）。护士打开一次性肠道冲洗袋，关闭调节阀，倒入灌肠液（5分）。灌肠筒挂于输液架上，筒内液面高于肛门约40～60 cm（3分）	10		
	6. 润滑、排气：消毒双手，戴手套（2分）。取棉签蘸取适量液状石蜡，润滑肛管前端（3分）。护士打开调节阀，倒置茂菲氏滴管，待液面达滴管1/2～2/3处时，转正肛管，排尽空气，关闭调节阀（5分）	10		
	7. 插管：用一只手持卫生纸分开患者臀部，暴露肛门（3分），嘱咐其深呼吸（2分）；用另一只手持肛管轻轻插入肛门7～10 cm，固定肛管（5分）	10		
	8. 灌液：松开调节器，使灌肠液缓缓流入	3		
	9. 观察：护士观察灌肠液的灌入速度（2分）和患者情况（2分）	4		
	10. 拔管：待灌肠液即将流尽时，护士关闭调节器，用卫生纸包裹肛管并拔出（4分），擦净肛门，取下灌肠袋并将其置于医疗垃圾桶内（3分）。协助患者擦净肛门，脱下手套，消毒洗手（3分）	10		
	11. 保留溶液：护士协助患者穿好衣裤（1分），取舒适体位（1分），尽可能保留5～10分钟后（2分）	4		
	12. 协助排便：对于不能下床的患者，护士应将便盆、卫生纸、呼叫器置于易取处	3		
	13. 操作后处理：排便后及时取出便盆，擦净肛门，协助患者穿好衣裤，整理床单元，开窗通风（5分）。观察大量性状（3分），必要时留取大便标本。洗手，记录（2分）	10		

续表

项目	内　　容	分值/分	得分/分	备注
要求 (9分)	1. 关爱患者，注重隐私保护	3		
	2. 操作有序，动作熟练	3		
	3. 护患沟通有效，配合度好	3		
总分		100		

抽吸药液法考核评分标准

班级：　　　　学号：　　　　姓名：　　　　主考：　　　　　　年　　月　　日

项目	内　容	分值/分	得分/分	备注
准备 (6分)	1. 护士准备：衣帽整洁，修剪指甲，洗手，戴口罩	2		
	2. 环境准备：安静、整洁，光线充足，温度适宜	2		
	3. 用物准备：免洗手消毒液、口罩、小安瓿（2 ml）、大安瓿（10 ml）、0.5%碘伏消毒液、无菌棉签、砂轮、纱布、治疗盘、弯盘、无菌治疗巾、密封小药瓶、注射器（20 ml）、注射器（1 ml）、注射器（2 ml）、注射执行单、锐器桶、医疗垃圾桶、黑色垃圾桶	2		
操作 步骤 (88分)	1. 自密封瓶内抽吸药液 （1）核对：护士核对执行单，仔细核对药液的名称、浓度、剂量、有效期、药液的质量（如药物为结晶或粉剂，还需以相同方法检查注射用水或专用溶媒）	5		
	（2）去盖：护士去除密封瓶外盖	1		
	（3）消毒：取出棉签，蘸取适量0.5%碘伏消毒液自瓶盖中心向外螺旋形消毒至瓶颈，待干。同法消毒2次	2		
	（4）抽吸药液 ①检查注射器有效期、规格，取出并接好针头，松动活塞，调节针尖斜面向下。同时向密封瓶内吸入与所抽药液等量的空气（5分） ②左手将密封瓶夹于食指和中指之间，拇指和无名指固定针筒（无名指固定针栓）（2分） ③倒转药瓶，右手持注射器使针头在液面下，拉动活塞柄，抽吸所需剂量的药物。抽吸完毕，右手食指固定针栓将注射器取出，单手回套针帽（5分）	12		
	（5）排尽空气：左手持注射器，将针头垂直向上，并用食指固定针栓；右手轻拉活塞柄，使针头中的药液回抽至注射器的针筒中，并使气体聚集于乳头根部，然后轻推活塞，驱出气体至针乳头处	2		
	（6）核对贴签：再次进行核对，标签贴于背对刻度一侧，放于无菌注射盘内备用	6		
	2. 自小安瓿中抽吸药液 （1）核对：核对执行单，仔细核对药液的名称、浓度、剂量、有效期、药液的质量，确保无误	5		
	（2）划痕：用手指轻弹安瓿颈部，将安瓿尖和颈部药液弹至体部（1分）。取砂轮、在安瓿颈部与体部之间划一道环形锯痕（安瓿颈部如有蓝点标记则不划痕）（1分）	2		
	（3）消毒：取出棉签，蘸取适量0.5%碘伏自安瓿颈部螺旋形消毒至顶部，待干；同法消毒2次	2		
	（4）折断安瓿：用纱布包裹安瓿颈部，折断安瓿（对于有蓝点标记的安瓿，用纱布将其包裹，拇指按住蓝点将其折断），将折下的安瓿颈部置于锐器桶中	2		
	（5）抽吸药液 ①检查注射器有效期、规格，取出并接好针头，松动活塞，调节针尖斜面向下（4分） ②取下针帽，用右手持注射器，左手将小安瓿夹于食指和中指之间，拇指和无名指固定针筒（无名指固定针栓）（2分） ③用右手将针头斜面向下放入安瓿内的液面内，拉动活塞柄抽吸药液。抽吸完毕，右手食指固定针栓将注射器取出，单手回套针帽（4分）	18		

续表

项目	内　　　容	分值/分	得分/分	备注
	④左手持注射器，将针头垂直向上；右手轻拉活塞柄，使针头中的药液回抽到针筒中，并使气体聚集于乳头根部，然后轻推活塞，驱出气体至针乳头处（2分） ⑤再次进行核对（5分），将空安瓿固定在注射器旁，标签贴于背对刻度一侧，放于无菌注射盘内备用（1分）			
	3. 自大安瓿中抽吸药液 （1）核对：核对执行单，仔细核对药液的名称、浓度、剂量、有效期、药液的质量，确保无误	5		
	（2）划痕：用手指轻弹安瓿颈部，将安瓿尖和颈部的药液弹至体部。取砂轮、在安瓿颈部与体部之间划一道环形锯痕（安瓿颈部如有蓝点标记则不划痕）	2		
	（3）消毒：取出棉签，蘸取适量0.5%碘伏自安瓿颈部螺旋形消毒至顶部，待干；同法消毒2次	2		
	（4）折断安瓿：用纱布包裹安瓿颈部，折断安瓿（对于有蓝点标记的安瓿，用纱布将其包裹，拇指按住蓝点将其折断），将折下的安瓿颈部置于锐器桶中	2		
	（5）抽吸药液 ①检查注射器有效期、规格，取出并接好针头，松动活塞，调节针尖斜面向下（4分） ②取下针帽，用右手持注射器，用左手的拇指和食指固定大安瓿，其余三指固定针筒（中指固定针栓）（2分） ③用右手将针头斜面向下放入安瓿内的液面内，拉动活塞柄抽吸药液。抽吸完毕，右手食指固定针栓将注射器取出，单手回套针帽（4分） ④左手持注射器，将针头垂直向上；右手轻拉活塞柄，使针头中的药液回抽到针筒中，并使气体聚集于乳头根部，然后轻推活塞，驱出气体至针乳头处（2分） ⑤再次进行核对（5分），将空安瓿固定在注射器旁，标签贴于背对刻度一侧，放于无菌注射盘内备用（1分）	18		
	（6）操作后处理：整理用物，洗手	2		
要求（6分）	1. 操作有序，严格执行无菌原则	3		
	2. 插管时动作轻柔、熟练，避免损伤尿道黏膜	3		
总分		100		

皮内注射考核评分标准

班级： 学号： 姓名： 主考： 年 月 日

项目	内　　　容	分值/分	得分/分	备注
评估解释(4分)	1. 评估：患者的病情、临床诊断、治疗情况；用药史、过敏史、家族史；心理状态、理解合作能力；注射部位皮肤状况；是否饥饿、头晕、心悸、气短等身体不适	2		
	2. 解释：向患者解释操作的目的、方法、注意事项，配合要点	2		
准备(8分)	1. 护士准备：衣帽整洁，修剪指甲，洗手，戴口罩	2		
	2. 环境准备：安静、整洁，光线充足	2		
	3. 患者准备：了解皮内注射的目的、方法、注意事项、配合要点、药物作用及副作用；护士协助患者取舒适体位并暴露注射部位	2		
	4. 用物准备：免洗手消毒液、口罩、治疗车、治疗盘、弯盘、棉签、标签贴、皮内注射模型、治疗巾（布）、75%乙醇消毒液、1 ml 注射器（配制好的皮试液）、执行单、盐酸肾上腺素、2 ml 注射器、锐器桶、医疗垃圾桶、生活垃圾桶	2		
操作步骤(78分)	1. 备药：双人核对执行单、标签贴、药液，在治疗室内配置 500 u/ml 的青霉素皮内试验液，置于无菌治疗盘内备用	5		
	2. 操作前核对：携用物至床旁，打开无菌治疗盘（1分）。核对患者执行单、腕带、药物，内容包括：床号、姓名、住院号、药名、浓度、剂量、用法、时间（5分）。再次询问患者用药史、过敏史、家族史（对药物过敏者禁做皮内试验）（2分）	8		
	3. 选择注射部位：协助患者取合适的体位，暴露前臂掌侧下段皮肤，检查注射部位的皮肤情况（药物过敏试验选择患者前臂掌侧下段 1/3 处），避开炎症、溃烂、瘢痕处	3		
	4. 消毒：绷紧皮肤（1分），用无菌棉签蘸取适量 75%乙醇消毒液，由进针点向外周螺旋消毒，待干，同法消毒 2 次（3分）。消毒直径须大于 5 cm，第二次消毒范围覆盖第一次消毒范围（1分）	5		
	5. 操作中核对：洗手（1分），再次核对患者执行单、腕带、药物，内容包括：床号、姓名、住院号、药名、浓度、剂量、用法、时间（5分）。排尽注射器内的空气，调整针尖斜面向上（手不可触及针梗及活塞体）（2分）	8		
	6. 穿刺、注射：一手绷紧注射部位皮肤，另一手持注射器，针尖斜面向上与皮肤呈 5°刺入皮内（4分）。待针尖斜面完全进入皮内后，放平注射器（2分）。用绷紧皮肤手的拇指固定针栓（3分），另一手拉动活塞柄检查无回血后，注入药液 0.1 ml（3分），使局部隆起形成一半球状的皮丘，皮丘皮肤变白并显露毛孔（3分）	15		
	7. 拔针、观察：注射完毕，迅速拔出针头，勿按压穿刺处（2分）；将注射器针头放入锐器盒，注射器针筒置于弯盘内（2分）。注意观察、询问患者有无不适（2分）	6		
	8. 操作后核对：洗手（1分），核对患者执行单、腕带、药物，内容包括：床号、姓名、住院号、药名、浓度、剂量、用法、时间（5分）。将注射器针筒置于医疗垃圾桶，记录注射时间（1分）	7		
	9. 告知注意事项：不可按揉穿刺处及皮丘，不可用手或其他物品拭去药液（3分）；20分钟内不可离开病房（3分）；如有任何不适立即告知医务人员，并告知患者过敏反应的先兆（2分）	8		

续表

项目	内　　　容	分值/分	得分/分	备注
	10. 操作后处理：协助患者取舒适体位，整理床单元（1分）；进行垃圾分类处理（1分）；洗手，记录（1分）	3		
	11. 20分钟后判断皮试结果并记录 （1）核对患者床号、姓名、住院号，观察患者局部皮肤反应、询问患者有无胸闷、气短、发麻等不适（2分） （2）阴性判断标准：局部皮丘大小无改变，周围无红肿，无红晕；全身无自觉症状，无不适表现。阳性判断标准：局部皮丘出现红肿，红晕直径大于1 cm，周围有伪足伴局部痒感；患者有头晕、心慌、恶心，甚至发生过敏性休克（6分） （3）根据观察结果作出判断，若皮试结果阳性，应将结果记录在患者病历、床头卡、体温单、医嘱本等文件上，并告知主管医师、患者及其家属（2分）	10		
要求 （10分）	1. 操作方法正确、操作熟练	2		
	2. 注入剂量为0.1 ml，局部皮丘呈一圆形，皮肤变白，毛孔变大	2		
	3. 严格执行无菌操作	2		
	4. 严格执行核对制度	2		
	5. 护患沟通有效	2		
总分		100		

皮下注射考核评分标准

班级：　　　　学号：　　　　姓名：　　　　主考：　　　　　　年　　月　　日

项目	内　　容	分值/分	得分/分	备注
评估解释 (4分)	1. 评估：患者的病情、治疗情况、用药史、过敏史；心理状态、理解合作能力及对药物的认识；注射部位的皮肤及皮下组织状况、肢体活动能力；是否饥饿、头晕、心悸、气短等身体不适	2		
	2. 解释：向患者及家属解释皮下注射的目的、方法、配合要点、药物作用及其副作用	2		
准备 (8分)	1. 护士准备：衣帽整洁，修剪指甲，洗手，戴口罩	2		
	2. 环境准备：安静、整洁，光线充足，温湿度适宜	2		
	3. 患者准备：了解皮下注射的目的、药物作用及副作用、操作方法和配合要点，护士协助患者取舒适体位并暴露注射部位	2		
	4. 用物准备：免洗手消毒液、口罩、治疗车、治疗盘、弯盘、棉签、标签贴、皮下注射模型（上臂三角肌）、治疗巾（布）、0.5%碘伏、2 ml 注射器、执行单、0.9%NS 100 ml、胸腺五肽、锐器桶、医疗垃圾桶、生活垃圾桶	2		
操作步骤 (78分)	1. 备药 (1) 双人核对执行单、标签贴、药物，内容包括：床号、姓名、住院号、药名、浓度、剂量、用法、时间（2分）。按无菌原则铺无菌治疗盘（2分） (2) 取胸腺五肽密封瓶，检查药物的名称、剂量、有效期及质量。去除瓶盖，取出棉签蘸取适量 0.5%碘伏消毒液，自密封瓶中心向外螺旋形消毒瓶盖及瓶颈，待干（同样的方法消毒两次）（2分）。取 0.9%生理盐水，检查有效期，瓶口及瓶身，倒置对光检查，液体有无浑浊、变色及絮状物。拉开塑胶拉环，取出棉签蘸取适量 0.5%碘伏消毒液自瓶盖中心向外消毒至瓶颈，待干（同样的方法消毒两次）（2分） (3) 检查 2 ml 注射器的有效期及包装密封性，取出并接好针头，调节针尖斜面向下，松动活塞，并向注射器内吸入与所抽药液等量的空气 1 ml（1分）。取下针帽放于无菌治疗盘内，注入空气，抽吸 1 ml 0.9%生理盐水注入胸腺五肽密封瓶中（1分）。利用腕部的力量，上下颠倒摇匀，倒转药瓶，使针头在液面下，按照密封瓶抽吸药液法，抽吸药液。抽液闭，右手食指固定针栓将注射器取出（1分）。左手持注射器，将针头垂直向上，并用食指固定针栓；右手轻拉活塞柄，使针头中的药液回抽至注射器的针筒中，并使气体聚集于乳头根部，然后轻推活塞，驱出气体至针乳头处（1分）。单手回套针帽（1分） (4) 再次核对执行单、标签贴、药物，标签贴于背对刻度一侧（标签不覆盖刻度线），胸腺五肽密封瓶用胶带固定于针筒上（3分）。药液置于无菌治疗盘内备用，按无菌原则铺盘，注明日期、名称（1分）	17		
	2. 操作前核对：携用物至床旁，打开无菌治疗盘（1分）核对患者执行单、腕带、药物，内容包括：床号、姓名、住院号，药名、浓度、剂量、用法、时间（5分）	6		
	3. 选择注射部位：协助患者取合适的体位（1分），暴露注射部位皮肤（常用部位包括上臂三角肌下缘、腹部、后背、大腿内侧或外侧；应避开皮肤有炎症、溃烂、瘢痕处）（2分）	3		
	4. 消毒：绷紧皮肤（1分），用无菌棉签蘸取适量 0.5%碘伏消毒液，由进针点向外周螺旋消毒，待干（同法消毒 2 次）（2分）。消毒直径须大于 5 cm，第二次消毒范围覆盖第一次消毒范围（1分）	4		

续表

项目	内　　容	分值/分	得分/分	备注
	5. 操作中核对：洗手（1分），再次核对患者执行单、腕带、药物，内容包括：床号、姓名、住院号、药名、浓度、剂量、用法、时间（5分）。取下胸腺五肽密封瓶，暂时保留用于操作后核对（1分）。排尽注射器内的空气，调整针尖斜面向上（手不可触及针梗及活塞体）（2分）	9		
	6. 穿刺：一手取无菌干棉签夹于指间并绷紧注射部位皮肤（对于过瘦者，应捏起其皮肤）（3分），用另一手持注射器，以食指固定针栓（4分），将针尖斜面向上，使其与皮肤呈30°~40°（4分），快速刺入皮下，进针深度为针梗的1/2~2/3处（4分）	15		
	7. 推药：松开绷紧皮肤的手，抽动活塞柄，检查回血（3分）；用另一只手保持进针的角度和深度不变（手不可触及活塞体），如未见回血，缓慢匀速推注药液（4分），并观察患者反应（如见回血，说明误入血管，应拔出针头，重新选择部位进行注射）（3分）	10		
	8. 拔针：注射完毕，用无菌干棉签轻压穿刺处并迅速拔出针头，按压穿刺处至不出血（3分）。将注射器针头放入锐器盒，注射器针筒置于弯盘内（1分）	4		
	9. 操作后核对：洗手（1分），核对患者执行单、腕带、药物，内容包括：床号、姓名、住院号、药名、浓度、剂量、用法、时间（5分）。将注射器空桶和胸腺五肽密封瓶弃于医疗垃圾桶（1分）	7		
	10. 操作后处理：协助患者取舒适体位，整理床单元（1分）；进行垃圾分类处理（1分）；洗手，记录（1分）	3		
要求（10分）	1. 用物备齐，操作方法和步骤正确，动作熟练	2		
	2. 注射部位选择正确，注射角度和深度合适	2		
	3. 严格执行无菌操作	2		
	4. 严格执行核对制度	2		
	5. 运用无痛注射技术，与患者有效沟通，体现人文关怀	2		
总分		100		

肌内注射考核评分标准

班级：　　　　学号：　　　　姓名：　　　　主考：　　　　　　年　　月　　日

项目	内　　容	分值/分	得分/分	备注
评估解释 （4分）	1. 评估：患者的病情、治疗情况、用药史、过敏史；心理状态、理解合作能力及对药物的认识；注射部位的皮肤及肌肉组织状况，肢体活动能力；是否饥饿、头晕、心悸、气短等身体不适	2		
	2. 解释：向患者及家属解释肌内注射的目的、方法、配合要点、药物作用及其副作用	2		
准备 （8分）	1. 护士准备：衣帽整洁，修剪指甲，洗手，戴口罩	2		
	2. 环境准备：安静、整洁，光线充足，温湿度适宜，隔帘遮挡，请无关人员回避	2		
	3. 患者准备：患者了解肌内注射的目的、方法、注意事项及配合要点、药物作用及其副作用；取舒适卧位，暴露注射部位	2		
	4. 用物准备：免洗手消毒液、口罩、治疗车、肌内注射模型（臀大肌）、治疗盘、弯盘、棉签、标签贴、治疗巾（布）、砂轮、无菌纱布、0.5%碘伏、2 ml 注射器、执行单、甲氧氯普胺、锐器桶、医疗垃圾桶、生活垃圾桶	2		
操作步骤 （78分）	1. 备药 （1）双人核对执行单、标签贴及药物，内容包括：床号、姓名、住院号、药名、浓度、剂量、用法、时间（2分）。按无菌原则铺无菌治疗盘（2分） （2）取甲氧氯普胺安瓿，检查药物的名称、剂量、有效期及质量（4分）。用手指轻弹安瓿颈部，将安瓿尖和颈部的药液弹至体部（1分）。取出棉签，蘸取适量0.5%碘伏消毒液自安瓿颈部螺旋形消毒至顶部，待干；同法消毒2次（1分）。检查无菌纱布有效期及包装密闭性，用纱布包裹安瓿颈部，拇指按住蓝点将其折断，将折下的安瓿颈部置于锐器桶中（1分） （3）检查2 ml 注射器的规格、有效期及包装密封性，取出并接好针头，调节针尖斜面向下，松动活塞（5分）。取下针帽放于无菌治疗盘内。用右手持注射器，左手将小安瓿夹于食指和中指之间，拇指固定针筒，无名指固定针栓（1分）。右手将针头斜面向下放入安瓿内的液面内，拉动活塞柄抽吸药液。抽吸完毕，右手食指固定针栓将注射器取出（1分）。左手持注射器，将针头垂直向上；右手轻拉活塞柄，使针头中的药液回抽到空筒中，并使气体聚集于乳头根部，然后轻推活塞，驱出气体至针乳头处（2分）。单手回套针帽（1分） （4）再次核对执行单、标签贴、药物，将标签贴于背对刻度一侧（标签不覆盖刻度线），空安瓿固定在针筒上（2分）。置于无菌治疗盘内备用，按无菌原则铺盘，注明日期、名称（2分）	25		
	2. 操作前核对：携用物至床旁，打开无菌治疗盘（1分）核对患者执行单、腕带、药物，内容包括：床号、姓名、住院号、药名、浓度、剂量、用法、时间（5分）	6		
	3. 安置卧位，选择注射部位（臀大肌）：协助患者取侧卧位，上腿伸直，下腿弯曲（2分）。联线法：从髂前上棘至尾骨联线的外上1/3处为注射部位（2分）。避开皮肤有炎症、溃烂、瘢痕、硬结处（1分）	5		
	4. 消毒：绷紧皮肤（1分），用无菌棉签蘸取适量0.5%碘伏消毒液，由进针点向外周螺旋消毒，待干；同法消毒2次（2分）。消毒直径须大于5 cm，第二次消毒范围覆盖第一次消毒范围（1分）	4		

项目	内　　容	分值/分	得分/分	备注
	5. 操作中核对：洗手（1分），再次核对患者执行单、腕带、药物，内容包括：床号、姓名、住院号、药名、浓度、剂量、用法、时间（5分）。取下安瓿，暂时保留用于操作后核对（1分）。排尽注射器内的空气，调整针尖斜面向上（手不可触及针梗和活塞体）（2分）	9		
	6. 进针：一手取无菌棉签夹于指间（1分），绷紧注射部位皮肤（1分），用另一手以执笔式持注射器（2分），中指固定针栓，将针头迅速垂直刺入针梗的1/2~2/3处（2分）	6		
	7. 推药：松开绷紧皮肤的手，抽动活塞柄，检查回血（3分）；用另一只手保持进针的角度和深度不变（手不可触及活塞体），如未见回血，缓慢匀速推注药液（4分），并观察患者的表情和反应（2分）	9		
	8. 拔针：注射完毕，用无菌干棉签轻压穿刺处并迅速拔出针头，按压穿刺处至不出血（2分）。将注射器针头放入锐器盒，注射器针筒置于弯盘内（2分）	4		
	9. 操作后核对：洗手（1分），核对患者执行单、腕带、药物，内容包括：床号、姓名、住院号、药名、浓度、剂量、用法、时间（5分）。将注射器针筒弃于医疗垃圾桶中，安瓿弃于锐器桶（1分）	7		
	10. 操作后处理：协助患者取舒适体位，整理床单元（1分）；进行垃圾分类处理（1分）；洗手，记录（1分）	3		
要求（10分）	1. 用物备齐，操作方法和步骤正确，动作熟练	2		
	2. 注射部位选择正确，注射角度和深度合适	2		
	3. 严格执行无菌操作，操作过程中无污染	2		
	4. 严格执行核对制度	2		
	5. 操作过程中注意观察、询问患者的反应，保护患者隐私	2		
总分		100		

静脉注射考核评分标准

班级：　　　　学号：　　　　姓名：　　　　主考：　　　　　　年　　月　　日

项目	内　　　容	分值/分	得分/分	备注
评估解释（4分）	1. 评估：患者的病情、治疗情况、用药史、过敏史；心理状态、理解合作能力及对药物的认识；穿刺部位皮肤情况、静脉充盈及管壁弹性、肢体活动能力；是否饥饿、头晕、心悸、气短等身体不适	2		
	2. 解释：向患者及家属解释静脉注射的目的、方法、配合要点、药物作用及其副作用	2		
准备（8分）	1. 护士准备：衣帽整洁，修剪指甲，洗手，戴口罩	2		
	2. 环境准备：安静、整洁，光线充足，温湿度适宜，酌情关闭门窗	2		
	3. 患者准备：患者了解静脉注射的目的、方法、注意事项及配合要点、药物作用及其副作用；取舒适卧位，暴露注射部位	2		
	4. 用物准备：免洗手消毒液、口罩、治疗车、标签贴、治疗盘、弯盘、棉签、治疗巾（布）、静脉注射模型、一次性治疗巾、砂轮、无菌纱布、0.5%碘伏、5 ml注射器、2 ml注射器、执行单、压脉带、0.9% NS 100 ml、呋塞米、头皮针、胶带、锐器桶、生活垃圾桶、医疗垃圾桶	2		
操作步骤（78分）	1. 备药 （1）双人核对执行单、标签贴及药物，内容包括：床号、姓名、住院号、药名、浓度、剂量、用法、时间等（2分）。按无菌原则铺无菌治疗盘（2分） （2）取呋塞米安瓿，检查药物的名称、剂量、有效期及质量（2分）。将安瓿尖端药液弹至体部，取砂轮，在安瓿颈部与体部之间划一道环形锯痕（安瓿颈部如有蓝点标记则不划痕）。取出棉签蘸取适量0.5%碘伏消毒液，消毒安瓿颈部，待干（同样的方法消毒两次）（1分）。用纱布包裹安瓿颈部，折断安瓿（对于有蓝点标记的安瓿，用纱布将其包裹，拇指按住蓝点将其折断），将折下的安瓿颈部置于锐器桶中（1分）。检查2 ml注射器的有效期及包装密封性，取出并接好针头，调节针尖斜面向下，松动活塞（1分）。取下针帽放于无菌治疗盘内。用右手持注射器，左手将小安瓿夹于食指和中指之间，拇指固定针筒，无名指固定针栓。右手将针头斜面向下放入安瓿内的液面内，用右手拉动活塞柄抽吸药液。抽吸完毕，右手食指固定针栓将注射器取出（1分）。左手持注射器，将针头垂直向上；右手轻拉活塞柄，使针头中的药液回抽到针筒中，并使气体聚集于乳头根部，然后轻推活塞，驱出气体至针乳头处，单手回套针帽（1分） （3）检查一次性头皮针在有效期以内，包装无破损、无漏气，打开包装，将头皮针连接至2 ml注射器针筒，初次排气至头皮针针柄位置，置于无菌治疗盘内（2分） （4）再次核对执行单、标签贴及药物，将标签贴贴于背列刻度一侧（标签不覆盖刻度线），安瓿用胶带固定于针筒上。置于无菌治疗盘内备用（1分） （5）取0.9%生理盐水，检查有效期，瓶口及瓶身，倒置对光检查，液体有无浑浊、变色及絮状物（1分）。拉开塑胶拉环，取出棉签蘸取适量0.5%碘伏消毒液自瓶盖中心向外螺旋至瓶颈，待干（同样的方法消毒两次）（1分）。检查5 ml注射器的有效期及包装密封性，取出并接好针头，调节针尖斜面向下，松动活塞，吸入5 ml空气（1分）。取下针帽，右手食指固定针栓，将针头插入瓶内，注入空气，倒转药瓶，使针头在液面下，抽吸5 ml 0.9%生理盐水，右手食指固定针栓将注射器取出（1分）。左手持注射器，将针头垂直向上，并用食指固定针栓；右手轻拉活塞柄，使针头中的药液回抽至注射器的针筒中，并使气体聚集于乳头根部，然后轻推活塞，驱出气体至针乳头处（2分）。单手回套针帽，置于无菌治疗盘内，针筒贴上标签贴（标签贴注明"0.9%生理盐水冲管用"）（2分）	22		

项目	内　　容	分值/分	得分/分	备注
	2. 操作前核对：携用物至床旁，打开无菌治疗盘（1分）核对患者执行单、腕带、药物，内容包括：床号、姓名、住院号、药名、浓度、剂量、用法、时间（5分）	6		
	3. 安置体位、选择静脉：协助患者取合适的体位，暴露穿刺部位，铺一次性治疗巾，扎压脉带（压脉带末端向上），用手指探明静脉走向及深浅（2分）。避开有炎症、溃烂、瘢痕、硬结处，选取粗、直血管，避开静脉窦（1分）。松压脉带（1分）	4		
	4. 消毒：确认穿刺部位，紧绷皮肤，用无菌棉签蘸取适量0.5%碘伏消毒液，由进针点向外周螺旋消毒，消毒直径须大于5 cm，待干（2分）；备胶带放于治疗巾上（1分）。在穿刺点上方6 cm处扎压脉带（压脉带末端向上），以同样的方法消毒第二次，第二次消毒范围覆盖第一次消毒范围（2分）	5		
	5. 操作中核对：洗手（1分），再次核对患者执行单、腕带、药物，内容包括：床号、姓名、住院号、药名、浓度、剂量、用法、时间（5分）。取下头皮针针帽，取下空安瓿，暂时保留用于操作后核对，排尽空气（2分）	8		
	6. 穿刺：嘱患者握拳，以一手拇指绷紧静脉下端皮肤使其固定（2分），另一手持头皮针，针头斜面向上与皮肤呈15°~30°角，自静脉上方或侧方刺入皮下，再沿静脉方向潜行刺入（4分）。见回血，证明针头已入静脉，将针头与皮肤平行再进入少许（2分）	8		
	7. 两松一固定：松开止血带（1分），嘱咐患者松拳（1分），胶带固定头皮针针柄（1分）	3		
	8. 推注药液 （1）试抽回血，见回血，确保针头扔在血管内，缓慢推注药液（若患者感到局部疼痛、肿胀、试抽无回血，则证明针头滑出静脉。此时，应拔出针头，重新注射）（2分）。在推注过程中，观察、询问患者反应 （2）药物推注完毕，一手持抽有0.9%生理盐水的注射器，另一手反折头皮针延长管，与推注完药物的注射器针筒调换，冲管注射器针筒与头皮针连接，针头放入锐器桶，2 ml注射器针筒放于治疗巾上（用于操作后核对），缓慢推注生理盐水（4分）	8		
	9. 拔针、按压：注射完毕，护士迅速拔出针头，并用干棉签顺着血管纵向按压。嘱咐患者按压至不出血，如有不适立即告知医务人员（3分）。将头皮针针头剪下放入锐器桶，并将冲管注射器针筒放入医疗垃圾桶，其针头放入锐器桶（1分）	4		
	10. 操作后核对：洗手（1分），核对患者执行单、腕带、药物，内容包括：床号、姓名、住院号、药名、浓度、剂量、用法、时间（5分）。将空安瓿放入锐器盒，推注药物的注射器针筒、一次性治疗巾放入医疗垃圾桶（1分）	7		
	11. 操作后处理：协助患者取舒适体位，整理床单元（1分）；进行垃圾分类处理（1分）；洗手，记录（1分）	3		
要求（10分）	1. 用物备齐，操作方法和步骤正确，操作熟练，顺利完成静脉注射操作	2		
	2. 在操作过程中，注意观察、询问患者的反应；护患沟通良好	2		
	3. 严格执行无菌操作，操作过程中无污染	2		
	4. 严格执行核对制度	2		
	5. 用物处置正确	2		
总分		100		

射流雾化吸入法考核评分标准

班级：　　　　学号：　　　　姓名：　　　　主考：　　　　　年　　月　　日

项目	内　　　容	分值/分	得分/分	备注
评估解释(4分)	1. 评估：患者的病情、治疗情况、用药史、过敏史；患者的意识状态、心理状态、合作程度及对用药的认知；患者面部有无感染、口腔黏膜有无溃疡、呼吸道是否通畅；氧气驱动的射流雾化吸入，还应评估患者是否存在Ⅱ型呼吸衰竭	2		
	2. 解释：射流雾化吸入的目的、方法、注意事项及配合要点	2		
准备(8分)	1. 护士准备：衣帽整洁，修剪指甲，洗手，戴口罩	2		
	2. 环境准备：安静、整洁，光线充足，温湿度适宜	2		
	3. 患者准备：了解射流雾化吸入的目的、方法、注意事项及配合要点	2		
	4. 用物准备：射流雾化器1个、氧气装置（中心供氧/氧气筒）1套、弯盘、药液、纱布、纸巾、锐器盒、一次性治疗巾、漱口杯、执行单、医疗垃圾桶、生活垃圾桶	2		
操作步骤(76分)	1. 核对：携用物至患者床旁，核对患者床号、姓名、住院号、药名、浓度、剂量、用法、时间	5		
	2. 安置卧位：根据患者病情，协助患者取坐位或半坐卧位（3分），铺治疗巾于患者颌下（2分）	5		
	3. 清洁：协助患者漱口，清除口腔分泌物及食物残渣。若使用面罩式的雾化器，雾化吸入前应清洁脸部，不抹油性面霜	3		
	4. 检查装置 （1）护士将滤芯连接于氧气表上（2分），拧紧湿化瓶（2分），将氧气表连接于中心供氧或氧气筒接口上（3分） （2）护士检查雾化器各部件是否完好，有无松动、脱落、漏气等异常情况（3分）	10		
	5. 连接装置：将雾化器的接气口连接于中心吸氧装置或氧气筒的输氧管上	5		
	6. 核对、加药：再次核对患者床号、姓名、住院号、药名、浓度、剂量、用法、时间等（5分）；遵医嘱将配置好的药液注入雾化器的药杯内（2分）	7		
	7. 调节流量：调节氧流量，一般为6～8 L/min	3		
	8. 雾化吸入：指导患者手持雾化器，保持与地面垂直，将口含嘴放入口中（5分），紧闭嘴唇，用口深吸气，用鼻子呼气，反复进行，直至药物吸入完毕（5分）	10		
	9. 再次核对：核对患者床号、姓名、住院号、药名、浓度、剂量、用法、时间	5		
	10. 结束雾化：取出雾化器（3分），关闭氧气开关（3分），取下中心供氧装置（3分）	9		
	11. 操作后处理 （1）协助患者漱口（2分）、清洁面部（2分），取舒适卧位，整理床单元（2分） （2）整理用物，将口含嘴（面罩）、螺纹管、雾化器浸泡于消毒液内1h，洗净晾干后备用（2分）；氧气流量表擦拭消毒（2分）；湿化瓶、滤芯由供应室消毒后使用（2分） （3）洗手，记录（2分）	14		

续表

项目	内　　容	分值/分	得分/分	备注
要求 (12分)	1. 操作有序，动作熟练	4		
	2. 关爱患者，以人为本	4		
	3. 护患沟通有效，配合度好	4		
总分		100		

一次性静脉输液考核评分标准

班级： 学号： 姓名： 主考： 年 月 日

项目	内　　　容	分值/分	得分/分	备注
评估解释(4分)	1. 评估：患者的病情、临床诊断、治疗情况；用药史、过敏史、家族史；心理状态、理解合作能力；输液部位的皮肤、血管情况及肢体活动情况	2		
	2. 解释：向患者及家属解释静脉输液的目的、方法、配合要点、药物作用及其副作用	2		
准备(8分)	1. 护士准备：衣帽整洁，修剪指甲，洗手，戴口罩	2		
	2. 环境准备：安静、整洁，光线充足，温湿度适宜	2		
	3. 患者准备：患者了解一次性静脉输液的目的、操作过程及需配合的事项；药物作用及其副作用；须排空大便、小便、取舒适卧位	2		
	4. 用物准备：免洗手消毒液、口罩、治疗车、治疗盘、弯盘、棉签、标签贴、静脉输液模型、一次性治疗巾、0.5%碘伏、执行单、0.9% NS 500 ml、一次性输液器、胶带/输液贴、秒表、压脉带、锐器桶、医疗垃圾桶、生活垃圾桶	2		
操作步骤(78分)	1. 备药 (1) 双人核对执行单、输液瓶贴、药物，在治疗室内按医嘱准备09%生理盐水 500 ml (2 分)。检查 0.9%生理盐水 500 ml 的有效期，瓶口及瓶身，倒置对光检查，液体有无浑浊、变色及絮状物（3 分）。拉开拉环，取出棉签蘸取适量 0.5%碘伏消毒瓶塞至瓶颈部（1 分）。再次核对执行单、输液瓶贴、药物，无误后将输液瓶贴倒贴于输液瓶上，勿覆盖输液瓶原有的标签（2 分） (2) 插输液器：检查输液器是否完好，输液器有效期，包装的密封性（2 分）；打开包装，加固头皮针与输液管连接处，关闭调节器，取输液器粗针头插入瓶塞直至插头根部（注意手不可接触粗针头，以免污染药物）（3 分）	13		
	2. 操作前核对：携用物至床旁，对患者执行单、腕带、药物，内容包括：床号、姓名、住院号、药名、浓度、剂量、用法、时间（5分）	5		
	3. 排气 (1) 调整好输液架的位置（1分） (2) 将输液瓶倒挂于输液架上，倒持并上举茂菲氏滴管，打开调节器。药液到达茂菲氏滴管的 1/2~2/3 处后，迅速倒转滴管，并缓慢放低输液管使液体下降，直至排尽输液管及针头的空气（3分） (3) 关闭调节器，将输液器放于外包装袋内或固定于输液架上（1分）	5		
	4. 选择静脉：在穿刺部位的肢体下铺一次性治疗巾（1分）。在穿刺部位上方6~8 cm 处扎压脉带（压脉带末端向上）（1分），选择粗直、弹性好、相对固定的静脉（避开有炎症、溃烂、瘢痕、硬结处及静脉窦），探明静脉走向和深浅后松开压脉带（2分）	4		
	5. 消毒 (1) 确认穿刺部位后紧绷皮肤，用无菌棉签蘸取适量 0.5%碘伏消毒液，由进针点向外周螺旋消毒，消毒直径须大于 5 cm（2分）。待干、备胶布和/或输液贴放于治疗巾上（1分） (2) 再次扎上压脉血带（不要跨越消毒部位），以同样的方法消毒第二次，第二次消毒范围覆盖第一次消毒范围（2分）	5		

项目	内　　容	分值/分	得分/分	备注
	6. 操作中核对：洗手（1分），再次核对患者执行单、腕带、药物，内容包括：床号、姓名、住院号、药名、浓度、剂量、用法、时间（5分）	6		
	7. 再次排气、穿刺 （1）核对无误后打开调节器再次排气，确认茂菲氏滴管以下输液管内无气泡后关闭调节器（3分） （2）取下针帽，嘱患者握拳，一手绷紧穿刺静脉下端皮肤，惯用手持针柄，针尖斜面向上（3分） （3）针头与皮肤呈15°~30°自静脉上方或侧面刺入皮下，再沿静脉方向潜行刺入，见回血后将针头放平，再沿静脉方向平行进针少许（5分）	11		
	8. 三松一固定 （1）穿刺成功后，一手固定针柄，一手松开压脉带，嘱患者松拳，打开调节器开关（不可调节太大，避免大量药物进入静脉内）（4分） （2）观察液体输入顺畅，患者无不适后用第1条输液贴固定针柄（1分） （3）第2条输液贴覆盖进针处（1分） （4）将针头附近输液管U型缠绕，用第3条输液贴固定。必要时用第4条胶布（1分）	7		
	9. 调节滴速：一手持秒表，一手持输液器的调节器，根据患者医嘱、病情、药物性质、年龄、心肺功能等调节液体滴速（一般成人为40~60滴/分，儿童为20~40滴/分）（3分），观察患者反应，询问患者感受，置呼叫器于患者易取处（2分）	5		
	10. 操作后核对：洗手（1分），操作后核对患者执行单、腕带、药物，内容包括：床号、姓名、住院号、药名、浓度、剂量、用法、时间（5分）	6		
	11. 整理用物、记录：将压脉带放于回收桶中，一次性治疗巾弃于医疗垃圾桶（1分）。协助患者取舒适的体位，整理床单元；洗手，记录（2分）	3		
	12. 拔针、按压：核对执行单、患者腕带、药物，确保患者当日液体输入完毕（2分）。减慢滴速或关闭调节器，一手固定针柄，另一手揭开胶布或输液贴；快速拔针后，用干棉签放于静脉上方按压至不出血为宜（3分）	5		
	13. 操作后处理：协助患者取舒适卧位，整理床单元，清理用物；洗手，记录	3		
要求（10分）	1. 操作过程中注意观察、询问患者的反应	2		
	2. 排气方法正确，动作熟练	2		
	3. 穿刺角度和深度合适	2		
	4. 遵守无菌原则，消毒方法和范围规范，操作过程无污染	2		
	5. 严格执行核对制度	2		
总分		100		

静脉留置针输液考核评分标准

班级：　　　学号：　　　姓名：　　　主考：　　　　　　年　　月　　日

项目	内　　容	分值/分	得分/分	备注
评估解释 (4分)	1. 评估：患者的病情、临床诊断、治疗情况；用药史、过敏史、家族史；心理状态、理解合作能力；输液部位的皮肤、血管情况及肢体活动情况	2		
	2. 解释：向患者及家属解释静脉留置针输液的目的、方法、配合要点、药物作用及其副作用	2		
准备 (8分)	1. 护士准备：衣帽整洁，修剪指甲，洗手，戴口罩	2		
	2. 环境准备：安静、整洁，光线充足，温湿度适宜	2		
	3. 患者准备：患者了解静脉留置针输液的目的、操作过程及需配合的事项；药物作用及其副作用；须排空大便、小便、取舒适卧位	2		
	4. 用物准备：免洗手消毒液、口罩、治疗车、治疗盘、弯盘、棉签、标签贴、静脉输液模型、治疗巾（布）、一次性治疗巾、压脉带、0.5%碘伏、10 ml注射器、20 ml注射器、执行单、0.9%NS 100 ml 2瓶、头孢他啶、秒表、一次性输液器、胶带、留置针、留置针敷贴、锐器桶、医疗垃圾桶、生活垃圾桶	2		
操作步骤 (82分)	1. 备药 （1）双人核对执行单、输液瓶贴、药物，在治疗室内按医嘱准备药物（2分） （2）取0.9%生理盐水，检查有效期，瓶口及瓶身，倒置对光检查，液体有无浑浊、变色及絮状物。拉开塑胶拉环，取出棉签蘸取适量0.5%碘伏消毒液自瓶盖中心向外螺旋至瓶颈，待干（同样的方法消毒两次）（2分）。取头孢他啶密封瓶，检查药物的名称、剂量、有效期及质量。去除塑料瓶盖，取出棉签蘸取适量0.5%碘伏消毒液，自密封瓶中心向外螺旋形消毒至瓶颈，待干（同样的方法消毒两次）（2分） （3）检查20 ml注射器的有效期及包装密封性，取出并接好针头，调节针尖斜面向下，松动活塞，吸入2 ml空气（2分）。取下针帽，注入空气，抽吸4 ml 0.9%生理盐水注入头孢他啶密封瓶中（2分）。利用腕部的力量，上下颠倒摇匀，倒转药瓶，使针头在液面下，抽吸完药液，右手食指固定针栓将注射器取出注入100 ml 0.9%生理盐水中（1分）。将注射器针头弃于锐器桶，空桶弃于医疗垃圾桶。再次核对执行单、输液瓶贴、药物，无误后将输液瓶贴倒贴于输液瓶上，勿覆盖输液瓶原有的标签（2分） （4）插输液器：检查输液器是否完好，输液器有效期，包装的密封性；打开包装，加固头皮针与输液管连接处，关闭调节器，取输液器粗针头插入瓶塞直至插头根部（注意手不可接触粗针头，以免污染药物）（3分）	16		
	2. 操作前核对：携用物至床旁，对患者执行单、腕带、药物，内容包括：床号、姓名、住院号，药名、浓度、剂量、用法、时间（5分）。确认患者头孢他啶皮试阴性（1分）	6		
	3. 排气 （1）调整好输液架的位置（1分） （2）将输液瓶倒挂于输液架上，倒持并上举茂菲氏滴管，打开调节器。药液到达茂菲氏滴管的1/2~2/3处后，迅速倒转滴管，并缓慢放低输液管使液体下降，直至排尽输液管及针头的空气（3分） （3）关闭调节器，将输液器固定于输液架上（1分） （4）查留置针的有效期、质量，将留置针连接于头皮针上，排气至留置针Y型接口处（2分）	7		

续表

项目	内　　容	分值/分	得分/分	备注
	4. 选择静脉：在穿刺部位的肢体下铺一次性治疗巾（1分）。在穿刺部位上方 8~10 cm 处扎压脉带（压脉带末端向上）（1分），嘱患者握拳，选择粗直、弹性好、相对固定、充盈的静脉（避开有炎症、溃烂、瘢痕、硬结处及静脉窦），探明静脉走向和深浅后松开压脉带（1分）	3		
	5. 消毒皮肤 （1）再次确认穿刺部位后紧绷皮肤，用无菌棉签蘸取适量 0.5% 碘伏消毒液，由进针点向外周螺旋消毒，消毒直径须大于 8 cm。待干、备胶带和一次性静脉输液敷贴放于治疗巾上（2分） （2）再次扎压脉带（不要跨越消毒部位），以同样的方法消毒第二次，第二次消毒范围覆盖第一次消毒范围（2分）	4		
	6. 操作中核对：洗手（1分），再次核对患者执行单、腕带、药物，内容包括：床号、姓名、住院号、药名、浓度、剂量、用法、时间（5分）	6		
	7. 再次排气、穿刺 （1）核对无误后，打开调节器，再次排气，确认茂菲氏滴管以下输液管内无气泡后关闭调节器。取下针套，旋转、松动外套管（2分） （2）嘱患者握拳，绷紧皮肤，固定静脉，惯用手持留置针，使针头与皮肤呈 15°~30° 进针，见回血后，降低穿刺针角度（放平针翼），顺静脉方向再将穿刺针推进 0.2 cm，松外套管（4分） （3）撤针芯：一手固定针座，另一手迅速将针芯抽出，放入锐器盒中（1分）	7		
	8. 三松一固定：放松止血带，嘱患者松拳，打开调节器开关（3分）。观察液体输入顺畅，患者无不适用无菌透明敷贴对留置针做密闭式固定，用胶布固定留置针（高举平台法）和头皮针针柄处（2分）。洗手，填写留置针置管时间、置管人，并贴于留置针三叉处（2分）	7		
	9. 调节滴速：一手持秒表，一手持输液器的调节器，根据患者医嘱、病情、药物性质、年龄、心肺功能等调节液体滴速（一般成人为 40~60 滴/分，儿童为 20~40 滴/分）（2分），观察患者反应，询问患者感受，置呼叫器于患者易取处（1分）	3		
	10. 操作后核对：洗手（1分），操作后核对患者执行单、腕带、药物，内容包括：床号、姓名、住院号、药名、浓度、剂量、用法、时间（5分）	6		
	11. 整理用物、记录：将压脉带放于回收桶中，一次性治疗巾弃于医疗垃圾桶。协助患者取舒适的体位，整理床单元；洗手，记录	2		
	12. 封管液准备：核对输液执行单，确认液体已输完毕。取 10 ml 注射器抽吸 0.9% 生理盐水 5 ml，写上标签。将封管液置于无菌治疗盘内，携用物到病房	4		
	13. 封管 （1）核对患者执行单、腕带、药物，内容包括：床号、姓名、住院号、药名、浓度、剂量、用法、时间。确认液体输入完毕（2分） （2）关闭输液器的调节器，去除头皮针针柄处胶带（1分）。连接封管液与头皮针，以脉冲式注入封管液，封管液剩下 0.5~1 ml 时，边推边拔针头（推液速度大于拔针速度），关闭留置针开关（3分）	6		
	14. 拔留置针：确认留置针到期或医嘱停止输液，取棉签，无张力轻揭胶布；用干棉签放于穿刺点上方，迅速拔针，按压至不出血	2		
	15. 操作后处理：协助患者取舒适卧位，整理床单元，清理用物；洗手，记录	3		

续表

项目	内　　容	分值/分	得分/分	备注
要求 (6分)	1. 操作程序清晰、规范，静脉穿刺一次成功	2		
	2. 遵守无菌原则，消毒方法和范围规范，操作过程无污染	2		
	3. 严格执行核对制度	2		
总分		100		

密闭式间接静脉输血技术考核评分标准

班级： 学号： 姓名： 主考： 年 月 日

项目	内 容	分值/分	得分/分	备注
评估解释(4分)	1. 评估：患者的病情、治疗情况；血型、输血史及过敏史；心理状态及对输血相关知识的认知（2分）	2		
	2. 解释：静脉输血的目的、方法、注意事项及配合要点（2分）	2		
准备(8分)	1. 护士准备：衣帽整洁，修剪指甲，洗手，戴口罩	2		
	2. 环境准备：安静、整洁，光线充足，温湿度适宜	2		
	3. 患者准备：患者了解静脉输血的目的、方法、注意事项及配合要点	2		
	4. 用物准备：一次性输血器（1个）、0.5%碘伏消毒液、压脉带、棉签、治疗盘、弯盘、0.9%生理盐水、胶布/输液贴、病历、输血记录单、标签、无菌手套、执行单、手消毒液、新鲜冰冻血浆（2U）、一次性治疗巾、锐器桶、医疗垃圾桶、生活垃圾桶	2		
操作步骤(76分)	1. 准备药液 (1) 根据医嘱核对生理盐水瓶签上床号、姓名、住院号、药名、浓度、剂量、用法、时间等；检查100 ml 0.9%生理盐水药物有效期，瓶身有无破损，倒立对光检查有无浑浊、沉淀或絮状物，签上瓶签；消毒瓶口，待干（2分） (2) 检查一次性输血器的有效期、质量，打开包装，加固头皮针与输血器连接处，关闭调节器开关，将粗针头插入生理盐水瓶，将外包装套在生理盐水瓶外，置于治疗盘中备用（2分）	4		
	2. 核对：携用物至患者床旁，核对患者床号、姓名、住院号、药名、浓度、剂量、用法、时间	5		
	3. 挂瓶、排气：调整好输液架的位置。将生理盐水瓶倒挂于输液架上，倒持输血器滴管、上举（2分），打开调节器，药液到达滴管1/2~2/3后（1分），迅速倒转滴管（1分），并缓慢放低输血器管道使液体下降，直至排尽输血器管道及针头的空气（排至针柄处）（2分），将排好气的输血器固定于输液架上	6		
	4. 选择静脉：协助患者取舒适卧位（2分）。护士在穿刺侧肢体下垫一次性治疗巾，距离穿刺点6 cm上方扎压脉带，嘱患者握拳，选择粗、直、弹性好、相对固定的静脉，避开关节及静脉瓣（2分）。选定血管后，松开压脉带（2分）	6		
	5. 消毒：用无菌棉签蘸取适量0.5%碘伏消毒液以穿刺点为中心消毒≥5 cm皮肤（2分），待干（1分）；备胶布或输液贴（1分）。扎上止血带（不要跨越消毒部位），同法再次消毒，待干（2分）	6		
	6. 操作中核对：再次核对瓶签、执行单、患者信息。避免差错事故的发生	5		
	7. 穿刺：打开调节器再次排气，确认输血器滴管以下管道内无气泡后关闭调节器（2分）；取下针帽，左手拇指绷紧穿刺静脉下端皮肤（1分），右手持针柄，针尖斜面向上（2分），针头与皮肤呈15°~30°自静脉上方或侧面刺入（2分），见回血后将针头放平，再沿静脉方向平行进针少许（2分）。放松止血带，打开调节器开关，嘱患者松拳（1分）	10		
	8. 固定：观察液体输入顺畅，患者无不适后，用第1条胶布（或输液贴）固定针柄（2分）；第2条胶布（或输液贴）覆盖进针处（2分）；用第3条胶布（或输液贴）将针头附近管道U型固定（2分）；必要时用第4条胶布固定	6		

项目	内　　容	分值/分	得分/分	备注
	9. 调滴速：根据患者病情、年龄、心肺功能等调节液体滴速，观察患者反应，询问感受	2		
	10. 摇匀血液：戴手套，以手腕旋转动作将血袋内的血液轻轻摇匀，避免剧烈震荡	2		
	11. 连接输血袋进行输血：与另一名护士双人核对患者床号、姓名、性别、年龄、住院号、科室、血型、血液种类、血袋号、血液有效期、交叉配血试验结果、剂量及血液的外观等（2分）。打开储血袋封口，常规消毒开口处塑料管（1分）。确认无误，将输血器针头从生理盐水瓶上拔出，插入输血器的输血接口，缓慢将储血袋挂于输液架上（2分）	5		
	12. 调节滴速：开始输入时速度宜慢，一般为15~20滴/分钟，观察15分钟	2		
	13. 操作后处理：核对患者床号、姓名、性别、年龄、住院号、科室、血型、血液种类、血袋号、血液有效期、交叉配血试验结果、剂量及血液的外观等（2分）。撤去治疗巾、压脉带，协助患者取舒适卧位，整理床单元（1分）。将呼叫器放于患者易取处（1分）。整理用物，洗手，记录（1分）	5		
	14. 再次调节滴速：输血15min后，再次为患者测量生命体征，观察患者有无不适（2分）。患者无不良反应后，再根据病情及年龄调节滴速，成人一般为40~60滴/分钟（2分）	4		
	15. 过程监测：患者输血过程中，密切观察病情变化。一般情况下在输血1小时后，输血完毕时均应监测生命体征	2		
	16. 输血完毕后处理：消毒生理盐水瓶口2次，待干后，将输血器拔出，插入生理盐水瓶中（2分）。待输血器管道冲洗干净后，拔出头皮针。嘱患者按压至不出血为宜（2分）。将头皮针与输血器粗针头剪下放入锐器桶中，输血袋放于回收桶中（1分）。协助患者取舒适卧位，整理床单元，洗手，记录（1分）	6		
要求(12分)	1. 严格执行无菌技术操作规程，防止污染	4		
	2. 操作有序，动作熟练	4		
	3. 动作流畅、连贯，体现人文关怀	4		
总分		100		

静脉血标本采集技术考核评分标准

班级：　　　学号：　　　姓名：　　　主考：　　　年　　月　　日

项目	内　　容	分值/分	得分/分	备注
评估解释（4分）	1. 评估：患者的病情、治疗情况、意识状态、肢体活动能力；对静脉血标本采集的认知程度及合作程度；有无生理因素影响，如吸烟、饮食、运动、情绪波动、饮酒、饮茶或咖啡等（2分）	2		
	2. 解释：向患者及家属解释静脉血标本采集的目的、方法、注意事项及配合要点（2分）	2		
准备（8分）	1. 护士准备：衣帽整洁，修剪指甲，洗手，戴口罩	2		
	2. 患者准备：取舒适卧位，暴露穿刺部位。需要空腹采血的检测项目，空腹要求至少禁食8小时，12~14小时为宜。采血前24小时，不宜剧烈运动，采血前宜静息至少5分钟	2		
	3. 环境准备：安静、整洁，光线充足，温湿度适宜	2		
	4. 用物准备：真空负压采血管、血培养瓶1套、一次性治疗巾、压脉带、0.5%碘伏消毒液、75%乙醇消毒液、棉签、标签/条形码、一次性密闭式双向采血针、无菌手套、检验申请单、胶布、弯盘、治疗盘、免洗手消毒液、锐器桶、生活垃圾桶、医疗垃圾桶	2		
操作步骤（76分）	1. 贴标签或条形码：双人核对医嘱、检验申请单（或医嘱执行单）、标签（或条形码）及标本容器，无误后贴标签（或条形码）于真空负压采血管和血培养瓶外壁上	2		
	2. 核对：携用物至患者床旁，依据检验申请单核对患者床号、姓名、腕带；核对检验申请单、血培养瓶、真空负压采血管以及标签（或条形码）是否一致	5		
	3. 选择静脉：将一次性治疗巾置于穿刺部位下，在穿刺点上方6 cm处扎压脉带（3分），嘱患者握拳，使静脉充盈，选择合适的静脉血管（3分）。确定静脉血管后，松开压脉带（2分）	8		
	4. 消毒：第一次常规消毒皮肤，直径不少于5 cm（2分），待干（1分）；准备胶布1~2条（1分）；扎上压脉带，同法进行第二次消毒（2分）	6		
	5. 操作中核对：再次核对患者床号、姓名、腕带；核对检验申请单、血培养瓶、真空负压采血管以及标签（或条形码）是否一致	5		
	6. 戴手套：按无菌原则，戴上无菌手套	5		
	7. 穿刺：在穿刺部位下方握住患者手臂（2分），拇指于穿刺点下方2.5~5.0 cm处向下牵拉皮肤固定静脉，避免触碰消毒区（2分）；取下采血针护针帽，保持针头斜面向上（2分），使采血针与穿刺点呈15°~30°左右的角度刺入静脉（3分）。成功穿刺入静脉后，沿静脉走向继续推进少许，见回血（3分），用胶布固定针柄（2分）	14		
	8. 采血 （1）血培养标本 护士进行手卫生（2分），检查血培养瓶是否完好无损、是否过期（2分）；去除血培养瓶的塑料瓶帽，使用75%乙醇消毒，自然干燥60 s（2分）。对亚急性细菌性心内膜炎患者采血先进行厌氧瓶采血10~15 ml，再需氧瓶采血10~15 ml（4分）。采血毕，拔出最后一瓶血培养瓶后，进行普通静脉血标本采集	14		

项目	内　　容	分值/分	得分/分	备注
	（2）普通静脉血标本 将采血针的另一端刺入真空负压采血管，采血至需要量（4分）。如需多管采血，可再接入所需的真空管，不同采血管的采集顺序如下：①柠檬酸钠抗凝采血管；②血清采血管，包括含有促凝剂和/或分离胶；③含有或不含分离胶的肝素抗凝采血管；④含有或不含分离胶的EDTA抗凝采血管；⑤葡萄糖酵解抑制采血管			
	9. 拔针、按压：采血毕，先拔真空管（2分），再迅速拔出针头（2分），按压至不出血为宜（1分）	5		
	10. 操作后处理 （1）再次核对检验申请单、患者身份、标本容器和标本条形码是否一致（5分） （2）取下一次性治疗巾，整理床单元，协助患者取舒适卧位（2分） （3）分类整理用物，卫生手消毒，记录（2分） （4）标本送检：血培养瓶应在2h之内送至检验室孵育或上机）；如不能及时送检，应将血培养瓶置于室温下，切勿冷藏或冷冻（2分）。应采用密封的塑料袋和硬质防漏的容器运送标本（1分）	12		
要求（12分）	1. 严格执行无菌技术操作规程，防止污染	4		
	2. 操作有序，动作熟练	4		
	3. 动作流畅、连贯，体现人文关怀	4		
总分		100		

心肺复苏—基础生命支持技术考核评分标准

班级：　　　　学号：　　　　姓名：　　　　主考：　　　　　年　　月　　日

项目	内　　容	分值/分	得分/分	备注
准备 (2分)	用物准备：纱布2块、手电筒、弯盘	2		
评估 (2分)	评估：确认现场环境安全	2		
操作 步骤 (90分)	1. 识别心脏骤停 (1) 双手轻拍患者，并分别在患者两侧耳边大声呼唤"喂，您怎么了!"(2分) (2) 患者无应答，5~10秒内检查患者呼吸和脉搏 判断呼吸：听是否有气流声音，用面部感觉是否有气流，同时看是否有胸廓起伏(3分) 判断脉搏：食指和中指并拢，从患者的气管正中部位向旁滑移2~3 cm，在胸锁乳突肌内侧触摸颈动脉搏动(首选近侧颈动脉)(2分)，并大声数数"1001、1002、1003……"，(2分)患者无自主呼吸、无大动脉搏动(2分)	11		
	2. 启动应急系统 (1) 呼叫旁人帮忙拨打急救电话，如果附近有除颤仪，可叫人帮忙取用(2分) (2) 记录发现患者无意识的时间(2分) (3) 摆体位：将患者仰卧于硬板床或地上(2分)，身体成一条直线(2分)，去枕，头后仰(2分) (4) 解开衣领、围巾及腰带(2分)	12		
	3. 胸外心脏按压术(单人) (1) 抢救者跪于或站在患者一侧，双腿分开与肩同宽(2分) (2) 按压部位及手法：以两乳头连线的中点为按压点(2分)；定位手掌根部接触患者胸部皮肤另一手搭在定位手背上，双手重叠，十指交叉相扣(2分)；定位手的5个手指翘起(2分) (3) 按压方法：双肘关节伸直，依靠操作者的体重，肘及臂力，有节律地垂直施加压力(3分)；每次按压后迅速放松，放松时手掌根部不离开胸壁，注意使胸廓充分回弹(3分) (4) 按压深度：成人5~6 cm(5分) (5) 按压频率：每分钟100~120次(5分)	24		
	4. 开放气道(以下方式三选一) 检查颈椎有无损伤，选择合适的开放气道的方法(2分)。若无损伤，将患者头偏向一侧，清除口腔、气道内分泌物或异物(3分)，有义齿者应取下(1分) (1) 仰头抬颏法：抢救者一手的小鱼际置于患者前额，用力向后压使其头部后仰(3分)，另一手的食指、中指置于患者的下颌骨下方，将颏部向前上抬起(3分) (2) 仰头抬颈法：抢救者一手抬起患者的颈部，另一手以小鱼际置于患者前额(3分)，用力向后压使其头部后仰，颈部上托(3分) (3) 双下颌上提法：抢救者双肘置患者头部两侧，持双手食、中、无名指放在患者下颌角后方(3分)，向上或向后抬起下颌(3分)	12		
	5. 口对口人工呼吸 按压与人工呼吸的比为30：2，每次吹气时间大于1秒，或潮气量500~600 ml(2分) (1) 在患者口鼻上盖一单层纱布(2分)	16		

项目	内　　容	分值/分	得分/分	备注
	（2）抢救者用保持患者头后仰的拇指和食指捏住患者鼻孔（2分） （3）双唇包住患者口部（不留空隙），吹气，必须使胸廓扩张（2分） （4）吹起毕，松开捏住鼻孔的手（2分），抢救者头稍抬起，侧转换气，同时注意观察患者胸部起伏，且呼气时听到或感到有气体逸出（3分）。呼吸频率：5~6秒一次呼吸（10~12次/分钟）（3分）			
	6. 评价 五个循环后，判断心肺复苏是否有效。复苏有效指征： （1）瞳孔：瞳孔由大变小；有时可有对光反射（2分） （2）颈动脉：触摸颈动脉有搏动；血压维持在60 mmHg以上（2分） （3）面色：面色、口唇和甲床由紫绀转为红润（2分） （4）神志：昏迷变浅，出现反射或挣扎（2分） （5）呼吸：自主呼吸恢复（2分）	10		
	7. 摆放复苏体位 复苏有效记录复苏成功时间（2分），摆复苏体位，去枕头偏向一侧，实施高级生命支持（3分）	5		
要求 （6分）	1. 动作流畅、连贯，体现人文关怀	3		
	2. 操作时间不超过5分钟，时间一到，立即停止。未完成的步骤不得分	3		
总分		100		

参考文献

[1] 李小寒，尚少梅. 基础护理学 [M]. 第七版. 北京：人民卫生出版社，2022. 9.

[2] 陆华群，张艳红，谢绮雯，等. 伤口冲洗配合柳比歇夫时间管理下的责任制整体护理在压力性损伤患者中的应用 [J]. 齐鲁护理杂志，2022，28（4）：45-49.

[3] 曹燕华. 集束化管理在多重耐药肺炎克雷伯杆菌感染防控中的应用 [C] //上海市护理学会. 第五届上海国际护理大会论文摘要汇编（下）. 上海市肺科医院，2022：1.

[4] 阚红侠. 探讨多重耐药菌防控措施的落实对降低多重耐药菌医院感染率的效果 [J]. 系统医学，2018，3（21）：34-35，38.

[5] 国家卫生健康委员会. 医疗机构内新型冠状病毒感染预防与控制技术指南（第一版）[EB/OL]. (2020-01-24) [2024-05-31]. http://http://www.nhc.gov.cn/yzygj/s7659/202001/b91fdab7c304431eb 082d67847d27e14.shtml.

[6] 程胜娟，刘婷婷，杨淑怡，等. 脑梗死合并吞咽功能障碍的护理研究进展 [J]. 循证护理，2021，7（7）：902-906.

[7] 邓子银，刘加婷，赵丽蓉，等. 成人患者经鼻胃管喂养临床实践指南（2023 年更新版）[J]. 护士进修杂志，2024，39（7）：673-679.

[8] 刘文玲，王艳玲，徐晓辉. 经口咽通气管吸痰法与经鼻咽吸痰法的护理效果研究 [J]. 中国医学文摘（耳鼻咽喉科学），2023，38（4）：188-190.

[9] 姜允申. 物理降温的几个误区 [J]. 家庭医学，2024（1）：13.

[10] 许宾. 不同胃管置入长度对神经内科脑梗死长期鼻饲饮食患者营养改善情况的影响 [J]. 中国现代药物应用，2022，16（2）：227-229.

[11] 袁翠红，汪为聪，汤凌平，等. 基于临床护理工作过程的混合式教学在基础护理技术教学中的应用 [J]. 卫生职业教育，2022，40（2）：92-93.

[12] 刘小丽，毛莎. 不同冲封管方法在静脉留置针临床应用中的效果评价 [J]. 中国研究型医院，2020，7（6）：45-47.

[13] 徐娟，李世忠，周艳萍，等. 真空静脉采血标本溶血原因分析及预防措施. [J]. 口岸卫生控制，2024，29（1）：28-30，35.

[14] 高婧，张怡. 持针器在采血患者中的应用效果研究 [J]. 中国城乡企业卫生，2024，39（5）：23-25.

［15］李春盛，季宪飞. 2010 美国心脏学会心肺复苏与心血管急救指南解读.［J］. 心脑血管病防治，2011，11（4）：253-256.

［16］赵东芳，杜鹃，赵艳伟，等. 青霉素皮肤试验临床操作专家共识［J］. 临床药物治疗杂志，2022，20（3）：10-12.

［17］许梦君，阎文军. 甲氧氯普胺预防围术期恶心呕吐的应用进展［J］. 麻醉安全与质控，2021，5（6）：464-468.

［18］黄艺婷，上官小梅，陈亚娥，等. 改良冲管法在静脉留置针维护中的应用［J］. 护理学杂志，2023，38（10）：54-56.

［19］朱思悦，尹明，杨雪，等. 静脉留置针排气方法的研究进展［J］. 华南国防医学杂志，2021，35（4）：312-315.